K.L.A.R.

W0267262

Ich habe echt keinen Hunger!

Monika Plöckinger

Verlag an der Ruhr

K.
L.
A.
R.

Kurz – **L**eicht – **A**ktuell – **R**eal

Impressum

Titel Ich habe echt keinen Hunger!

Autorin Monika Plöckinger

Druck DRUCKZONE, Cottbus

Verlag Verlag an der Ruhr
Alexanderstr. 54 – 45472 Mülheim an der Ruhr
Postfach 102251 – 45422 Mülheim an der Ruhr
Tel. 0208/439 54 50 – Fax 0208/439 54 239

© Verlag an der Ruhr 2005

ISBN 978-3-8346-0034-9

geeignet für die Klasse 6 7 8 9 10

Die Schreibweise der Texte folgt der neuesten Fassung der Rechtschreibregeln – gültig seit August 2006.

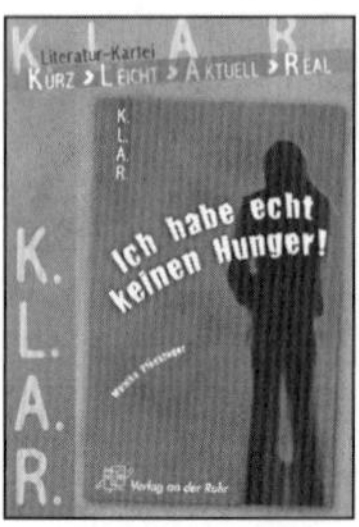

Begleitendes Unterrichtsmaterial:

K.L.A.R. – Literatur-Kartei:

„Ich habe echt keinen Hunger!"
Monika Plöckinger
Kl. 7–10, 67 S., A4, Papph.
ISBN 3-8346-0035-0
Best.-Nr. 60035

Über die Autorin

Ich heiße Monika Plöckinger, bin 47 Jahre alt und wohne in dem kleinen Ort Rastenfeld in Niederösterreich. Ich möchte dich mit geografischen Angaben nicht zu sehr nerven. Aber damit du eine ungefähre Vorstellung hast, wo der Ort liegt, füge ich besser hinzu, dass wir 100 km nordwestlich von der österreichischen Bundeshauptstadt Wien entfernt liegen.
Unsere Gegend heißt Waldviertel und es gibt hier unglaublich viele Burgen, Schlösser, Wiesen, Wälder, Teiche, riesige Felsblöcke – mit einem Wort: Romantik und Natur pur.
Mein Mann ist Lehrer und leitet eine Grundschule. Wir haben eine Katze namens „Jacky".
Ich selbst war 13 Jahre lang Lehrerin an einer Hauptschule. Dann habe ich aber beschlossen, meinen Beruf aufzugeben und mich ganz dem Schreiben zu widmen. Jetzt wünsche ich dir schöne Stunden beim Lesen des Romans und sende dir liebe Grüße!

Deine Monika Plöckinger

1.

Familie Mertens saß gemeinsam am Tisch. Wenn Herr Mertens am Wochenende keinen Termin hatte, wollte er mit seiner Familie zusammen Mittag essen.
Silke fand das total ätzend. Sie waren doch die ganze Woche keine Familie, warum dann ausgerechnet am Samstag und Sonntag? Aber sie sagte nichts, sie wollte schließlich keinen Ärger haben.
Eigentlich war Herr Mertens ja Silkes Stiefvater. Ihre Mutter hatte noch mal geheiratet, da war Silke zehn. Jetzt war sie vierzehn. Sie verstanden sich nicht übermäßig gut, aber auch nicht wirklich schlecht. Im Grunde redeten sie nicht viel miteinander.
Das lag sicher auch daran, dass Herr Mertens fast nie zu Hause war. Als Vertreter für eine Elektronikfirma war er viel unterwegs. Er war sogar manchmal über Nacht weg oder übers ganze Wochenende.
Das mit dem neuen Vater hatte Silke also ganz gut hinbekommen. Aber dieses Scheusal, das er angeschleppt hatte, war schwer zu ertragen. Silkes jüngerer

Stiefbruder Theo war ein rotes Tuch für sie. Am Anfang hatte sich ihre Mutter große Sorgen gemacht, ob das fremde Kind sie auch mögen würde. Sie wollte natürlich, dass der Kleine sie als neue Mutter akzeptierte. Theo war damals grade mal sechs. Die Mutter drückte ihn bei jeder Gelegenheit. Silke konnte sich nicht erinnern, dass ihre Mutter zu ihr jemals so zärtlich gewesen wäre.
Dieses durchtriebene Miststück jedenfalls hatte ihre Mutter sofort durchschaut und nutzte das rücksichtslos für sich aus.
Theo quengelte, war jähzornig und hinterhältig. Ständig lauerte er Silke auf und spionierte ihr hinterher.
Wenn sie stritten, war sie plötzlich für die Eltern die Große, die Vernünftige, der man schon eine gewisse Verantwortung zumuten konnte. Silke hatte dann das Gefühl, ihre Mutter behandelte sie wie eine Erwachsene. Vielleicht, weil das am einfachsten war. Dann musste sie sich nur noch um ein Kind kümmern.
Silke machte das ziemlich oft wütend. Sie fühlte sich unverstanden und allein gelassen.

Ihr fehlte jemand, mit dem sie darüber sprechen konnte.

„Heute ist Party bei Ria“, erwähnte Silke beiläufig. Gloria Kranz war eine von Silkes Schulfreundinnen.
„Und? Gehst du hin?“, fragte ihre Mutter.
„Klar!“
„Wann fängt die Party denn an?“, erkundigte sich ihr Vater.
„Um sieben“, sagte Silke. „Um spätestens 12 bin ich zurück, du brauchst nicht zu warten“, fügte sie schnell hinzu.
„Du kommst um 11, und ich werde warten.“
Silke wusste, dass Verhandlungen sinnlos waren. 11 war sowieso schon super.
„Oder soll ich dich abholen?“, fragte ihr Vater.
Das hätte Silke noch gefehlt. Dass er bei der Party auf der Matte stand, praktisch als Anstandsdame.
„Nein, nein! Nicht nötig. Ich fahre mit dem Bus. Ist ja nicht weit.“
Silkes Vater sagte nichts mehr dazu.
„Und knutscht ihr da auch mit Jungs rum?“

Theo grinste altklug.
„Das geht dich ja wohl gar nichts an!“, fauchte Silke zurück.
Aber sie konnte nicht verhindern, dass sie rot wurde. Hatte dieser Idiot etwas mitbekommen? Fehlte nur noch, dass er sie verpetzte und erzählte, was mit ihr los war: Silke war nämlich bis über beide Ohren verliebt.
Aber das konnte Theo eigentlich nicht wissen. Das war ihr großes Geheimnis.
„Na, na! Was bist du denn so aggressiv?“, fragte Silkes Vater lachend. „Er hat doch nur Spaß gemacht.“ Dabei strich er Theo zärtlich durchs Haar. Silke musste ihre Wut zurückhalten.
Das war wieder so ein Augenblick.
Warum konnte ihre Mutter denn nicht ein einziges Mal zu ihr halten? War ihre Tochter ihr denn völlig egal?
Theo grinste triumphierend von einem Ohr zum anderen. Silke schwieg. Sie hätte diesem Mistkerl am liebsten eine runtergehauen.
Aber jetzt ein Partyverbot zu riskieren, wär einfach zu blöd. Also beherrschte sie sich.
Silke kratzte den letzten Rest Vanillepudding

vom Teller. „Ich geh in mein Zimmer. – Hausaufgaben machen“, fügte sie schnell hinzu. Dieses Argument zog immer. Aber eigentlich ging sie ins Zimmer, weil sie ungestört an Henning denken wollte. Henning – sie war so verliebt! Er wusste es nur noch nicht. Aber heute Abend würde sie es ihm sagen, das hatte sie sich fest vorgenommen. Und er würde ihr dann auch seine Liebe gestehen. Bestimmt war er auch verliebt, da war sie ganz sicher.

2.

Zwei Stunden später bemerkte Silke die stechenden Bauchschmerzen.
„Na super!“, dachte sie verärgert. „Das ist ja wieder einmal ein tolles Timing!“ Hätte das nicht bis morgen oder übermorgen warten können?
Als Silke ihren Kalender kontrollierte, sah sie, dass ihre Tage genau pünktlich waren.
Sie hatte sie einfach nur total vergessen.
Silke mochte ihren Körper nicht besonders und erst recht nicht jetzt. Ihr Busen wurde während dieser Tage monströs, und der Bauch fühlte sich total aufgedunsen an.
Die Schmerzen wurden immer stärker.
Silke kannte das schon. Aber diesmal wollte sie etwas dagegen unternehmen. Der Abend war so dermaßen wichtig für sie. Da konnte sie Schmerzen einfach nicht brauchen.
Sie schaute im Medikamentenschrank nach. Ah, da waren sie. Pillen gegen Menstruationsbeschwerden – ihre Mutter nahm sie regelmäßig. Mit einem kräftigen Schluck Wasser spülte Silke zwei

Tabletten hinunter. Sie schüttelte sich.
Aäääh – bitteres Zeug!

9

Um fünf begann Silke, sich für die Party zurechtzumachen. Erst einmal duschte sie ausgiebig. Das heiße Wasser tat gut. Die Schmerzen waren jetzt ganz verschwunden. Silkes Laune wurde etwas besser.
Beim Fönen gab sie sich besondere Mühe. Schließlich wollte sie auf Henning den besten Eindruck machen.
Vor drei Wochen, auf Tiffys Party, hatten sie sich ja nur kurz gesehen. Tiffany Kräutner – auch eine von Silkes Schulfreundinnen. Tiffanys älterer Bruder war mit seinen Freunden kurz auf ein Bier vorbeigekommen. Henning war einer von ihnen. Tiffy war mächtig stolz auf ihren älteren Bruder.
Sie hatte ihren Freundinnen die Jungs vorgestellt. Leider blieben sie nicht lange. Sie hatten noch was vor.
Aber für Silke hatte dieser eine Augenblick gereicht. Sie wusste, Henning war der Richtige für sie. Und er hatte sie auch

bemerkt. Silke hatte genau gesehen, wie Henning ihr zugelächelt hatte.
Klar hatte Silke seither gehofft, er würde sich bei ihr melden. Aber schließlich war Henning schon in der Zehnten. Da hatte er ganz bestimmt jede Menge für die Schule zu tun. Außerdem wusste sie ja, dass sie ihn heute wiedersehen würde. Rias älterer Bruder war nämlich auch in seiner Clique. Die Jungs kamen garantiert wieder vorbei. Und heute würde Henning bleiben, denn heute würde sie ihm ihre Liebe gestehen.
Silke zupfte die Spitzen ihrer dunkelbraunen glatten Haare mit Gel in Form. Aber irgendwie klappte das nicht so richtig.
Die Friseurin hatte das neulich eindeutig besser hinbekommen.
Schließlich baute sich Silke vor ihrem Schrank auf. Zuerst schlüpfte sie in die schwarze Hüfthose. Doch als sie den Reißverschluss hochziehen wollte, ging das nur bis zur Hälfte.
„Scheiße!", fuhr es ihr durch den Kopf.
„Was ist das denn? Wieso ist diese Hose so eng? Das letzte Mal hat sie doch noch gepasst!"

Das war auf Tiffys Party gewesen. War sie seitdem so fett geworden? Vielleicht war auch dieser blöde aufgedunsene Bauch daran schuld. Silke starrte entsetzt auf den auseinander klaffenden Reißverschluss.
Was sollte sie bloß anziehen?
Die ausgeleierte Fransenjeans, die sie sonst immer anhatte?
Auf keinen Fall! Sie konnte sich doch nicht vor Henning, vor einem älteren Jungen, in einer Jeans mit Diddlmaus am Hintern zeigen.
Blieb noch die blaugraue Stretchjeans.
Silke schlüpfte hinein. Sie versuchte erst den Knopf zu schließen. Das ging relativ leicht. Und dann den Reißverschluss. Ein bisschen musste Silke dran ruckeln, aber er war zu.
Dazu zog sie das dunkelrote langärmelige Shirt an.
Silke sah seitlich an sich hinunter. Über den Hosenbund quollen kleine Fettpölsterchen, die durch das enge Shirt nicht gerade versteckt wurden. Silke zog es am unteren Rand etwas auseinander. So ging es einigermaßen. Trotzdem war ihre Stimmung jetzt wieder auf dem Nullpunkt.

Vielleicht würde ein bisschen Schminken helfen. Silke stand auf Kosmetika. Damit gefiel ihr sogar das eigene Gesicht manchmal richtig gut.
Diesmal half aber alles nichts. Ihre miese Laune ließ sich nicht vertreiben. Als Silke dann auch noch beim Schminken der Lippen über den Konturrand hinausfuhr, schmiss sie zornig den Lippenstift hin.
„Blöder aufgetakelter Trampel!“, sagte sie zu ihrem Spiegelbild. „Scheiß Party! Was soll ich dort? So kann ich mich doch nicht vor Henning zeigen.“ Frustriert und den Tränen nah blickte Silke an sich herunter.
„Andererseits“, versuchte sie sich Mut zu machen, „was ist, wenn er auf mich wartet?“
Sie musste sich entscheiden. Der Blick auf die Uhr half dabei. Es war schon Viertel vor sieben. Sie musste los.
Im Flur schlüpfte sie in die neuen Ballerinas mit den niedlichen Absätzen. Ihre Jeansjacke warf sie nur über die Schulter und lief dann raus, ohne sich zu verabschieden.

3.

Rias Elternhaus lag in einer ruhigen Wohngegend. Ria führte Silke gleich in den Partykeller. An der Decke drehte sich eine Diskokugel, die den Raum in eine Tanzfläche verwandelte. Es war schon ziemlich voll und ganz schön laut.
Silke überreichte Ria ihr Geschenk.
„Alles Gute zum Geburtstag!"
„Oh, super! Danke! Ich leg's gleich mal zu den anderen Sachen! Okay?"
Die beiden Mädchen mussten die Köpfe zueinander beugen, sonst hätten sie kein Wort verstanden.
„Du kannst dir alles einfach selbst nehmen!", sagte Ria und deutete auf die Bar und das Buffet.
Silke schaute sich um. Tiffy quatschte mit Wiesel und Bodo, zwei Jungen aus ihrer Klasse. Und weiter hinten waren da noch Clemens, Hanna, Maja und Erkan.
Sie winkte ihnen zu.
Alle anderen kannte sie nicht so gut oder nur vom Sehen. Ein paar waren aus Rias Sportgruppe.

Einige Mädchen tanzten schon mit ein paar Jungs, andere tanzten mit Mädchen, die meisten hopsten allerdings alleine herum. Silke hatte keine Lust, sich mit den anderen zu unterhalten. Dazu war sie viel zu aufgeregt. Und sie hatte Angst, Henning zu verpassen.
Sie holte sich ein Sandwich, ein paar Chips und eine Cola. Die kleine Schale mit den Chips stellte sie aber wieder zurück.
Sie war schließlich schon dick genug.
Dann setzte Silke sich auf eines der auf dem Boden rumliegenden Kissen und behielt möglichst unauffällig den Eingang im Auge.

Gegen halb zehn beschloss Silke, nach Hause zu gehen. Henning war nicht aufgetaucht. Sie war sehr enttäuscht. Vielleicht war ihm etwas dazwischengekommen. Warum war sie auch so blöd gewesen und hatte ihn nicht angerufen. Sie hätte sich doch bei ihm melden können. Silkes Aufregung löste sich in totaler Frustration auf. Ihre Laune war jetzt noch mieser.

Außerdem hatte sie das Gefühl, ihr Bauch wäre ein Luftballon.
In der Zwischenzeit war es im Raum ganz schön voll geworden. Silke guckte sich nach Ria um. Sie wollte sich wenigstens von ihr verabschieden. Das Argument mit ihren Tagen würde sie bestimmt akzeptieren und nicht weiter fragen. Silke hatte Ria in der Nähe des Ausgangs gesehen. Mühsam kämpfte sie sich jetzt durch die Menge.
Als Silke ihr Ziel fast erreicht hatte, wurde die Tür aufgestoßen und Rias Bruder stürmte mit seinen Freunden herein. Für Sekunden trafen sich Silkes und Hennings Blicke. Obwohl Silke diesen Augenblick in den letzten Wochen mindestens eine Million Mal in Gedanken durchgespielt hatte, stand sie jetzt nur da und brachte kein Wort heraus.

Auf einmal packte sie jemand und riss sie herum.
„Allo, Schpecki!“, lallte der Junge. Silke roch seinen stinkenden Bieratem. „Binichnich lustich? Schpecki! Habich grad est efundn!“,

feixte er. Dann ließ er Silke plötzlich los, sodass sie gleich einem anderen Idioten in die Arme fiel.
„Hey! Super zum Anpacken!“, grölte der. Dabei klatschte er seine Handflächen auf Silkes Hintern.
„Mann! Hört auf!“, sagte jetzt Rias älterer Bruder und holte die beiden Jungs zurück. Sie wankten gemeinsam an die Theke.
„Blöde Arschlöcher“, dachte Silke wütend. Doch bevor sie sich in ihren Zorn hineinsteigern konnte, sagte plötzlich Henning knapp an ihrem Ohr: „So, jetzt tanzen wir beide, okay?“
Silke bekam ganz weiche Knie. Sie wusste überhaupt nicht, wie sie auf die Tanzfläche kommen sollte. Aber dann lag sie in Hennings Armen und tanzte mit ihm zu einer total romantischen Musik. Er drückte sie eng an sich. Er roch gut.
Ein prickelndes Gefühl durchströmte ihren Körper.
So etwas hatte Silke noch nicht erlebt.
Der Ärger von vorhin war verflogen. Ihre miese Laune auch. Henning war anders als die anderen Jungs. Irgendwie erwachsener.

So tanzte er auch – ganz im Rhythmus der Musik. Nicht so ein doofes Auf- und Abhüpfen wie bei den Jungs aus ihrer Klasse.
Silke wurde ganz heiß. Sie löste sich etwas von seinem Körper. Sie wollte ihn ansehen.
Sie hatte ihm so viel zu sagen.
Er drückte sie aber sofort wieder an sich.
„Ist ja auch egal", dachte Silke benommen.
„Reden wir halt nicht!"
Stattdessen tanzten sie weiter.
Fast hätte sie die Zeit vergessen. Allerdings nur fast.
Um halb elf sagte sie dicht an seinem Ohr:
„Ich muss gehen, sonst macht mein Vater Stress."
„Okay", flüsterte Henning zurück, „ich begleite dich noch!"
Damit hatte Silke nicht gerechnet. Wollte er sich doch noch ein bisschen mit ihr unterhalten? Vielleicht ein Date vereinbaren?
Silke war vollkommen aufgeregt.
Jetzt würde sie also doch noch Gelegenheit haben, Henning ihre Gefühle zu gestehen.
Sicher wollte er ihr dann auch einiges sagen.
„Ich möchte mich noch bei Ria verabschieden", sagte sie.

„Okay, ich warte draußen“, antwortete er und verließ den Raum.

Eine Minute später trat Silke auf die Straße.
„Welche Richtung?“, fragte Henning.
„Hier lang! Zur Bushaltestelle“, antwortete sie.
Schweigend setzten sie sich in Bewegung.
Henning legte den Arm um Silkes Schultern. Sie hatte das Gefühl zu schweben. Nach einer Weile nahm sie allen Mut zusammen. Sie wollte das Schweigen zwischen ihnen brechen. Bestimmt wartete er nur darauf. Aber sie wusste nicht, wie sie anfangen sollte. Und während sie noch angestrengt nachdachte, hörte sie schon, wie Hennig sagte: „Wir sind da.“
Tatsächlich! Das hatte sie jetzt gar nicht bemerkt. Die Bushaltestelle.
Plötzlich schlang Henning beide Arme um Silkes Hals. Ohne ein Wort zu sagen, begann er sie zu küssen. Erst zart, doch bald immer wilder, immer fordernder.
Dabei drängte er sie gegen die Wand des Wartehäuschens. Seine Lippen pressten sich

auf Silkes Mund. Dann spürte sie seine Zunge. Seine Hände glitten vom Hals abwärts zu ihrem Busen.
Silke fühlte sich überrumpelt. Sie war sich plötzlich nicht mehr sicher, ob sie das auch wirklich wollte. Gleichzeitig hatte sie aber Angst, Henning zurückzustoßen. Sie wollte ihn ja nicht verlieren.
Sie hatte sich schließlich so sehr danach gesehnt, mit ihm zusammen zu sein. Nur jetzt ging ihr das alles ein bisschen zu schnell.
Sie wusste ja eigentlich gar nichts von ihm.
Silke hätte Henning das alles gerne gesagt – und dass sie doch noch viel Zeit hätten.
Doch dazu kam es nicht.
Als seine Hände an ihrer Taille unter das T-Shirt glitten, hielten sie einen Moment lang still. Dann begannen seine Finger an den Fettpölsterchen rumzukneten. Silke wäre am liebsten im Erdboden versunken.
Henning schob sie ein Stück von sich weg.
„Hey! Was ist das denn?“, fragte er und sein schönes Gesicht zeigte plötzlich ein unverschämtes Grinsen. „Etwa Babyspeck?“, und aus dem Grinsen wurde ein gemeines Kichern. Und so plötzlich, wie er gerade erst

begonnen hatte, Silke zu berühren, ließ er sie jetzt wieder los.
„Ich ruf dich an, okay?“, sagte er, drehte sich um und ging hastig davon.
Silke blieb wie ein begossener Pudel zurück.
War das jetzt wirklich geschehen oder hatte sie das nur geträumt?
Der Bus bog um die Ecke.

9

Silkes Vater schaute sich im Fernsehen einen Krimi an.
„Hallo!“, sagte Silke und bemühte sich, mit fester Stimme zu sprechen.
„Alle Achtung!“, sagte ihr Vater, ohne Silke anzusehen, was ihr sehr recht war. Ihr verschmiertes Make-up hätte sicher Grund zu Fragen gegeben. „So pünktlich?“
„Hm, war ja ausgemacht“, sagte Silke.
Mehr fiel ihr nicht ein. Sie wollte nur ins Bett.
„Und? Wie war's?“, fragte ihr Vater.
„Super! Ich geh gleich schlafen, gut' Nacht!“
„Gute Nacht!“
Silke zog sich aus und ließ ihre Kleidung einfach auf dem Boden liegen.

Dann schlüpfte sie in ihren Pyjama und rollte sich unter der Decke zusammen. Wenn sie sich so klein machte, fühlte sie sich geborgen und sicher. So, als ob niemand ihr wehtun könnte.
Sie schämte sich, war unglücklich und sehr einsam. Warum war Henning bloß so gemein gewesen? Tränen rannen ihr übers Gesicht. Dann schlief sie ein.

4.

Am nächsten Morgen stand Silkes Entschluss fest. Sie würde eine Diät machen und gleich an diesem Tag damit beginnen.
Ihre Mutter war mit Theo bei der Oma.
Die beiden kamen sicher nicht vor einer Stunde zurück. Silkes Vater ging am Sonntagvormittag zum Billard spielen mit Freunden.
Silke war also eine Zeit lang ungestört.
Erstmal wollte sie ihr Gewicht feststellen.
Sie holte die Waage unter dem Schrank im Badezimmer hervor und stieg drauf. Sie starrte auf die Digitalanzeige. Keine Frage! Viel zu viel! Silke schob die Waage zurück. Sie hörte Lärm vor der Tür. Theo polterte auf dem Flur rum und wollte ins Badezimmer. So ein Mist!
Nie war sie ungestört.
Silke sprang schnell unter die Dusche und drehte das Wasser auf.

„Morgen!“, sagte Silke zu ihrer Mutter.
Sie war schon mit Kochen beschäftigt.
„Guten Morgen!“, antwortete sie, ohne von

ihrer Arbeit aufzusehen. „Hast du schon gefrühstückt?“
„Hab ich!“, schwindelte Silke.
„Papa hat gesagt, du warst ganz pünktlich.“
„Hm. Hab auf der Party die Regel gekriegt und Krämpfe. Sind jetzt auch noch da.“
Das war wieder gelogen, aber Silke hatte sich alles vorher gut überlegt. Sie musste das gemeinsame Mittagessen vermeiden. Das passte nämlich gar nicht in ihren Diätplan. Und gegen Regelschmerzen konnte selbst ihr Vater keinen Einwand haben.
„Ihr braucht nicht mit dem Essen zu warten. Ich bin ziemlich fertig. Hau mich wieder hin.“
„Schon gut!“

Als sie aufwachte, war es vier Uhr nachmittags. Der erste kleine Schritt auf ihrem Weg zum Traumgewicht war getan. Sie hatte heute noch nichts gegessen. Das wusste aber nicht nur sie, sondern auch ihr Magen. Der knurrte unüberhörbar laut. Silke stand auf. Jetzt durfte sie sich was zu essen erlauben.

Eine Tasse Kamillentee und zwei Scheiben Zwieback, falls sie so was im Haus hatten. Sie ging in die Küche. Im Wohnzimmer hörte sie eine Sportübertragung, aus dem Arbeitszimmer ihrer Mutter kam das vertraute Klappern der Tastatur. Frau Mertens arbeitete von zu Hause aus über das Internet. Theo war sicher bei einem Freund. Sonst hätte er sie schon mit seinem doofen Gelaber genervt. Wunderbar! Sie hatten Zwieback. Normalerweise aß sie Zwieback nur, wenn sie eine Magenverstimmung hatte oder eine Darminfektion. Aber jetzt hatte sie Heißhunger auf Zwieback. Besser wäre natürlich, was Richtiges zu essen. Aber sie durfte auf keinen Fall schlappmachen. Silke zog sich mit ihrer kleinen Mahlzeit ins Zimmer zurück.

Niemals im Leben hätte Silke gedacht, dass Zwieback so toll schmecken könnte. Sie brach winzige Stückchen ab, damit sie möglichst lang was davon hatte. Auch vom Tee nippte sie in winzigen Schlucken. Der schlimmste Hunger war gestillt.

Für den Abend hatte sie noch einmal die gleiche Mahlzeit eingeplant.
Überhaupt fand sie, dass eine gute Planung am allerwichtigsten war.
In ihrer Schublade fand sie ein leeres Notizbuch. Darin wollte sie ab heute jeden Tag ihr Gewicht eintragen. Und alles, was sie aß. Silke war überzeugt, dass ihr das beim Abnehmen helfen würde. Sie schrieb das Datum auf und daneben das Gewicht, das ihr die Waage angezeigt hatte. Silke kringelte die Zahl rot ein und machte ein Ausrufungszeichen daneben.
Darunter schrieb sie ihre heutige Tagesration:

4 Scheiben Zwieback

2 Tassen Kamillentee

Dann überlegte sie, was sie in den nächsten Tagen alles tun musste.

9

Als Erstes musste sie dafür sorgen, dass die richtigen Nahrungsmittel zu Hause waren: Knäckebrot, magerer Käse, besser noch Magerquark oder magerer Hüttenkäse, Magerjogurt, Tomaten, Gurken.

Silke schrieb alles auf ihre Einkaufsliste. Kräutertee und Äpfel musste sie nicht extra kaufen. Das hatten sie immer zu Hause. Außerdem brauchte sie unbedingt eine genaue Kalorientabelle. Aber was machte sie mit den gemeinsamen Mittagessen am Wochenende? Heute war sie immerhin verschont geblieben. Und bis zum nächsten Samstag hatte sie ja noch etwas Zeit zum Überlegen.
Silkes Magen begann sich wieder lautstark zu melden. Sie trank zur Beruhigung den letzten Schluck Tee. Dann zog sie sich an. Der Fernseher im Wohnzimmer lief noch immer. Das Klappern der Tastatur war inzwischen verstummt. Jetzt las ihre Mutter wahrscheinlich ein Buch.
„Ich mach noch einen kurzen Spaziergang!", rief Silke aus dem Flur. Niemand antwortete. Als sie die Wohnung verlassen wollte, stürmte Theo gerade an ihr vorbei rein.
„Na also", dachte Silke, „einen besseren Zeitpunkt hätte ich mir ja nicht aussuchen können."

5.

Am nächsten Tag zog Silke los, um die Lebensmittel zu besorgen. Am Zeitschriftenregal blätterte sie durch die Illustrierten. „Schlank in den Frühling!", „Weg mit dem Speck!", „Die neue Superdiät!", „Der einfache Weg zur Traumfigur" und darunter stand „mit ausführlicher Kalorientabelle".
Bingo! Genau, was Silke suchte. Sie beschloss, die Zeitung zu kaufen.
Zu Hause studierte sie die Liste sorgfältig. Die „erlaubten" Lebensmittel markierte sie mit einem grünen Filzstift. Die „verbotenen" las sie sich genau durch. Silke erschrak, als sie die Kalorienangaben las. Das alles hatte sie bis vor kurzem ohne nachzudenken in sich reingestopft. Aber diese Zeiten waren nun aus und vorbei.
Silke hatte Glück. Ihre Mutter wunderte sich überhaupt nicht, als sie den Inhalt des Kühlschranks sah. Irgendwie hätte Silke sich aber bestimmt rausreden können. Eine Diät hätte sie auf jeden Fall abgestritten.

Die ersten Tage waren furchtbar. Silke hatte dauernd wahnsinnigen Hunger. Ständig musste sie ans Essen denken.
Vormittags hielt sie ihren knurrenden Magen ja noch relativ gut aus. Während der Pausen blieb sie oft allein, damit sie den anderen nicht beim Essen zusehen musste.
Richtig schlimm wurde es aber nach der Schule. Kein Mittagsimbiss in der Cafeteria und auch keine Pizza bei „Beppo“. So schwer hatte Silke sich die Diät nicht vorgestellt.
Bei Ria und Tiffy hatte sie Magenschmerzen vorgetäuscht. „Ich muss heute wohl mal verzichten“, erklärte sie ihnen. Sie schluckten es ohne Einwände.
Das Allerschlimmste aber waren die langen Nachmittage zu Hause. Keine Süßigkeiten, nix zu knabbern. Silkes Laune war miserabel. Wenn es unerträglich wurde, versuchte sie, sich mit einer Tasse Tee zu beruhigen. Ungesüßter Kräutertee, das war das Einzige, was sie sich zwischendurch erlaubte.
Außerdem stellte sie sich vor, wie viele Kalorien sie einsparte, wenn sie nichts anderes aß. Das machte ihr wieder Mut und gab ihr Kraft.

Am Ende der ersten Diätwoche stieg Silke mit starkem Herzklopfen auf die Waage. Sie war aufgeregt, hatte aber Angst, dass sich der ganze Stress überhaupt nicht gelohnt hatte. Dann sah sie die Zahl. Wow! Sie hatte gleich in der ersten Woche ganz schön abgenommen. Das Durchhalten hatte sich auf jeden Fall gelohnt.

Sie war auf dem richtigen Weg. Sie würde ihre Fettpölsterchen schon noch runterbekommen. Und Henning würde dann sicher aufhören, so blöde zu grinsen. Eigentlich hatte Silke ihm fast schon wieder verziehen – sie konnte ja auch nicht aufhören, an ihn zu denken. Und deshalb würde sie weiter abnehmen, bis sie schön genug für Henning war.

Auch die zweite Woche schaffte Silke. Nicht zu essen fiel zwar oft ziemlich schwer, aber es lohnte sich schließlich. Mehrmals am Tag befühlte Silke ihren Bauch. Er wurde immer flacher – und das allein zählte. Sonntagmorgens, am Ende der zweiten Diätwoche, zeigte die Waage wieder weniger Gewicht an. Abends fand Silke in ihrer Umhängetasche die Illustrierte vom letzten Einkauf. Sie hatte nur die Kalorientabelle rausgenommen und die Zeitschrift dann weggelegt. Silke blätterte jetzt ein bisschen durch die Seiten. Vor allem die Werbeseiten mit den Models schaute sie sich länger an. Wow! Sie starrte auf ein Bild. Es war eine junge Frau, ein Model, das über einen Laufsteg schwebte.

Glattes, seidiges schwarzes Haar, riesige, dunkel geschminkte Augen, knallrot glänzende Lippen, hohlwangig, mit langem Hals, ein transparentes Top, das den Oberkörper wie ein dünnes Netz einhüllte, die schmalen Schultern mit vorstehenden Knochen, zarte Arme, ein kleiner Busen, null Bauch, eine weiche Hose an den schmalen Hüften und endlos lange, schlanke Beine in hochhackigen, zierlichen Sandaletten. Das war's:

So stellte Silke sich die perfekte Frau vor. Eine richtige Göttin.

Silke war glücklich. So wollte sie aussehen. Und sie war doch auf dem besten Weg dorthin. Genauso wollte sie sein. Für Henning, für ihre Mutter, für alle. Jeder würde sich dann nach ihr umdrehen. Und sie lieben. Sie schnitt das Bild vorsichtig aus und legte es zwischen die letzten Seiten ihres Notizbuches. Silke hatte jetzt ein klares Ziel. Ihre Diät fiel ihr nun immer leichter. Silke war jetzt froh, wenn sie Hunger hatte. Das war ein gutes Zeichen. Dann konnte sie sicher sein, dass ihr Magen leer war. Das beruhigte sie.

6.

Gleich am Montag wollte sie ihr neues Selbstbewusstsein auskosten.
„Heut komm ich wieder mit zu *Beppo*“, sagte Silke zu Tiffy und Ria nach der Schule.
Bodo und Wiesel waren vorausgegangen.
Als die Mädchen bei *Beppo* ankamen, wickelten die Jungs schon ihre Spagettis um die Gabel. Tiffy und Ria bestellten kleine Pizzen und Silke eine Minestrone. Die Suppe kam in einer tiefen Bouillonschale. Da konnte Silke löffeln, ohne wirklich etwas zu essen.
Als sie ihren Freunden unauffällig beim Schneiden, Kauen und Schlucken zusah, fühlte Silke sich besonders stark. Sie war stolz auf sich, weil sie selbst hungern konnte und keine Pizza brauchte. Sie bestimmte die Regeln und konnte ihren Körper kontrollieren, wie sie wollte. Der Hunger war dabei so etwas wie ein heimlicher Freund geworden. Erstens gehörte er ihr alleine und er zeigte ihr, dass sie verzichten konnte.
„Hat's nicht geschmeckt?“, fragte die Kellnerin, als sie den Tisch abräumte.
„Doch, doch! Die Minestrone war super!

Nur ein bisschen zu viel!", log Silke und fasste sich an den Bauch, als ob sie wirklich zu viel gegessen hätte.
Im Lokal herrschte die pure Hektik. Die Kellnerin hatte jede Menge zu tun, also zuckte sie nur mit den Schultern.

9

Diese Woche war Silkes Glückswoche.
Am Mittwoch ging sie zum Supermarkt.
Die Vorräte waren rasch eingekauft. Dann schlenderte sie zum Spaß zwischen den Regalen hindurch. Das hatte sie sich so angewöhnt. Sie sah die vielen bunten Verpackungen und dachte an die Kalorienangaben. Sie kannte inzwischen die einzelnen Werte schon fast auswendig. Vor allem die verbotenen Lebensmittel hatte sie sich sehr rasch eingeprägt. Silke beobachtete die Leute, wie sie nach den Tüten, Schachteln und Dosen griffen und sie in ihre Einkaufswagen stapelten.
„Ich brauch das alles nicht!", dachte Silke heimlich und blickte stolz auf die anderen Käufer: „Stopft das Zeug nur in euch rein!

Ich bin kontrollierter und komme auch ohne Essen klar!“
Als sie ins Freie trat, traute sie ihren Augen nicht. Henning!
Ohne auch nur einen Moment zu überlegen, schrie sie: „Henning! Henning!“, und winkte der Gruppe Jungs aus der Entfernung zu.
Henning drehte sich um, die anderen guckten auch. Silke erkannte die zwei Idioten von der Party. Henning hob den Arm. Inzwischen war Silke bei ihnen angekommen.
„Hi!“, begrüßte sie Henning verlegen.
Seine Begleiter grinsten und stießen sich an.
Aber das war ihr egal.
Henning! Sie hatte Henning endlich wieder getroffen!
„Vielleicht merkt er schon was“, dachte Silke.
„Bestimmt merkt er was. Das muss ihm doch auffallen.“
Aber er sagte nichts. Klar! Das ging auch nur sie und ihn was an. Nicht diese zwei Schwachköpfe. Außerdem – so viel gab’s ja auch nicht zu sehen. Sie hatte ja noch viel zu wenig abgenommen.
„Hi, Silke! Wir gehen ins Netcafé, kommst du mit?“

Silke jubelte innerlich. Henning lud sie ein! Aber eins war klar. Sie wollte mit Henning allein sein.
„Geht leider nicht! Meine Mutter braucht das Zeug!“, log sie deshalb und hob die Plastiktüte.
„Na, dann!“, sagte Henning. „Ich ruf dich an, okay?“
„Okay!“, sagte Silke, drehte sich um und ging. Sie war unendlich glücklich.

9

Das Ergebnis von ihrem konsequenten Hungern sah Silke am Ende der vierten Woche. Die Gewichtskontrolle zeigte, wie viel und schnell sie abgenommen hatte. Eigentlich ein Grund, stolz zu sein. Aber irgendwie konnte sie sich nicht über ihren Erfolg freuen.
Henning hatte immer noch nicht angerufen. Ihre Laune war im Keller. Wahrscheinlich war sie ihm immer noch zu dick. Und es war ja auch so. Sie sah es selbst.
Okay, die Hose kniff vielleicht nicht mehr so schlimm und ihr Busen war nicht mehr so prall.

Dafür war aber der Bauch immer noch ein bisschen schwabbelig. In der Taille, an ihren Oberschenkeln und am Po konnte sie die ekelhaften Fettpolster immer noch mit den Fingern zusammenkneifen.
Sie stieß die Waage mit den Füßen unter den Schrank zurück.
Das Abnehmen ging einfach zu langsam.
Daran waren nur diese dämlichen gemeinsamen Mittagessen schuld.
Leider kam Silke nicht immer der Zufall zu Hilfe, sodass sie nicht jedes Essen ausfallen lassen konnte. Die letzten beiden Wochenenden waren deshalb ein Alptraum gewesen.
Auch heute hatte sie keine Ausrede parat.
„Scheiß Familien-Getue!“, dachte Silke wütend.
Sie hatte schon daran gedacht, das Mittagessen einfach wieder auszukotzen. Aber davor ekelte sie sich zu sehr. Außerdem fand sie das auch ziemlich schwach: Erst fressen, dann kotzen – das hatte sie wirklich nicht nötig.
Silke öffnete stattdessen den Medikamentenschrank im Badezimmer. Ihre Mutter schluckte doch alles Mögliche. Vielleicht gab es hier

die Lösung. Ihr Blick wanderte über die Aufschriften. Zur Darmregulierung. „Na bitte! Wer sagt's denn?" Warum war sie da bloß nicht schon früher draufgekommen? Abführmittel – klar!
Silke schüttete sich ein paar von den kleinen Tabletten in die hohle Hand, kippte sie in den Mund und trank einen Schluck Wasser nach. Die Wirkung zeigte sich bald nach dem Essen. Zwar musste sie ein paar Stunden lang ständig in der Nähe des Klos bleiben, aber das war's wert. Das angenehm leere Gefühl im Bauch gefiel Silke so sehr, dass sie beschloss, die Pillen auch zwischendurch zu nehmen. Vielleicht konnte sie auf diese Art noch schneller abnehmen.

7.

Es war Freitag. Das Ende von Silkes fünfter Diätwoche. Die Stunde der Wahrheit war wieder mal gekommen. Silke schloss die Badezimmertür hinter sich und drehte den Schlüssel um. Dann zog sie sich bis auf die Unterhose aus. Zögernd blieb sie vor der Waage stehen. Sie traute sich kaum noch, darauf zu steigen.
Obwohl sie bisher schon ziemlich abgenommen hatte, war sie heute verrückt vor Angst. Schon seit ein paar Tagen war Silke in dieser komischen Stimmung. Sie fühlte sich gehetzt, war ruhelos und aggressiv. Heute Nacht hatte sie sogar von der Waage geträumt. Ganz deutlich hatte sie die Digitalanzeige gesehen. Die Ziffern waren riesengroß. Und stiegen weiter und weiter. Sie wollten einfach nicht anhalten. Schweißperlen traten jetzt auf Silkes Stirn. Bestimmt hatte sie zugenommen.
Silke legte die Handfläche zur Kontrolle auf ihren Bauch. Entsetzt zuckte sie zusammen.
„Das gibt's doch nicht! Das darf doch nicht wahr sein!", dachte sie verzweifelt.
Nervös starrte sie an sich hinunter.

Mit zitternden Fingern strich sie zwischen den Hüftknochen hin und her. Sie spürte eine leichte Wölbung.
Silkes Atem ging schneller. Der Herzschlag klopfte laut bis in ihren Hals hoch.
„Warum, verdammt, warum ist da eine Wölbung?“ Silke war außer sich.
Nichts sollte hier sein! Nur straffe, gespannte Haut. Silke fühlte noch einmal. Kein Zweifel. Der Bauch war größer geworden.
Größer, dicker, fetter.
Sie war fetter geworden. Sie aß fast nichts mehr, nahm Abführmittel und wurde dabei immer fetter.
Silke war den Tränen nahe. In ihr ballte sich eine Mischung aus Hysterie, Verzweiflung und Zorn zusammen, der als dicker Kloß im Hals stecken blieb.

9

An der Tür polterte es.
„Hey, was ist! Eitle Zicke! Kommst du heute noch mal raus?“, schrie Theo.
Silke fuhr panisch zusammen.
„Du wirst nicht schöner. Da hilft eh nichts!

Und wenn du noch so lang drin bleibst!“, nervte er weiter. Das hatte sie jetzt gerade noch gebraucht.
„Halt die Klappe, blöder Arsch!“, fauchte Silke wütend zurück. Sie war nahe daran, die Beherrschung zu verlieren.
„Mama!“ Jetzt bekam Theo wieder seine Kleinjungenstimme. „Die Silke lässt mich schon wieder nicht ins Bad! Immer ist sie so gemein zu mir!“
Sein Schmollen hörte sich an, als wenn er grade mal in den Kindergarten ging.
Silke hörte draußen Gemurmel.
Klar! Ihre Mutter kam natürlich sofort gerannt, wenn ihr kleiner Liebling losheulte.
„Silke?“ Ein Klopfen an der Tür.
„Silke? Nimm ein bisschen Rücksicht und beeil dich, ja?“
Das war zu viel.
Silkes Nerven lagen blank. Das Badezimmer wurde plötzlich zu einem Käfig, aus dem sie nicht flüchten konnte. Sie konnte sich nicht einmal verkriechen oder sich verstecken. Sollten sich doch alle zum Teufel scheren. Sie wollte nur ihre Ruhe haben. Sie hatte doch ein Recht drauf. Verdammt! Warum ließ

man sie denn nicht in Ruhe? Immer sollte sie Rücksicht nehmen!
Scheiß drauf! Wann nahmen denn die anderen einmal Rücksicht auf sie?
Warum verstand denn niemand ihren Stress? Sie hatte einen fetten Bauch, hatte wahrscheinlich total zugenommen und draußen nervte diese Kröte samt ihrer blöden Mutter. Am liebsten hätte Silke ihren Zorn und ihre Angst hinausgebrüllt. Sie presste die Faust gegen den Mund und biss in ihre Knöchel, bis sie vor Schmerz aufstöhnte.

9

Dann atmete sie mehrmals tief ein und wieder aus. Dabei starrte sie an die Wandfliesen. Mit einem gequälten Seufzen stellte sie sich auf die Waage.
Silke riss ihre Augen auf. Erst konnte sie es nicht fassen. Sie stieg noch mal runter, wartete, bis die Ziffern auf Null zurückgesprungen waren und stellte sich noch mal drauf.
Es blieb dabei. Das war deutlich weniger als letzte Woche – viel weniger! Silke rechnete blitzschnell. Sie hatte die Zahlen aller

Gewichtskontrollen genau im Kopf. Das Ergebnis überwältigte sie.
„Yeaah!“ Sie schrie vor Erleichterung auf. Wahnsinn, einfach irre!
Auf einmal fühlte sie sich so leicht, als könnte sie fliegen. Also alles nur Blödsinn, was sie vorhin gespürt hatte. Bauch – von wegen – alles nur Einbildung, Täuschung.
Sie hatte wieder abgenommen. Natürlich hatte sie abgenommen, was sonst?
Super, super, super! Silke war mit einem Mal sehr selbstsicher.
Sie hatte plötzlich unglaublich viel Energie. Sie musste nur ein bisschen besser auf sich aufpassen. Und nicht gleich so hysterisch werden.
„Ein großer Spiegel wäre jetzt super“, dachte Silke. Ein richtig großer Spiegel. Sie wollte endlich das Ergebnis ihrer Diät auch mal deutlich sehen.
Silke überlegte angestrengt.

Ein Hämmern an der Badezimmertür riss sie wieder aus ihren Gedanken.

Es war noch mal Theo. „Was ist jetzt?“
„Ja, Mann! Kannst es wohl kaum erwarten, blöder Idiot!“, antwortete Silke ungeduldig. Sie putzte rasch die Zähne und brachte ihr strähniges Haar einigermaßen in Ordnung. Als sie mit der Bürste durchfuhr, blieben eine Menge Haare dadrin hängen.
Silke zupfte sie raus und bürstete sich zu Ende. Noch mal dasselbe. Silke warf die Haare in den Papierkorb. Komisch, dieser Haarausfall. Hatte sie doch früher nicht gehabt.
Aber egal – sie hatte ja schließlich noch genug davon auf dem Kopf. Ein paar ganz störrische Strähnen klebte sie zum Schluss noch mit Gel fest.
Währenddessen dachte sie weiter darüber nach, wie sie an einen großen Spiegel kommen könnte. Dann fiel es ihr ein. Natürlich, dass sie da nicht schon längst drauf gekommen war.
Silke schlüpfte wieder in ihren Pyjama. Sie hatte wirklich keine Lust, sich nackt vor ihrem kleinen Bruder zu zeigen.
Genauso wenig, wie sie drauf stand, ihn so zu sehen.

Sie schloss die Tür auf. „Na also!“, zischte Theo und zog sie unsanft weg, um selbst ins Bad zu gehen. „Blödes Weiberpack!“
„Du hast es gerade nötig, Mutant!“
Beide warfen sich einen vernichtenden Blick zu.
„Cool bleiben“, dachte Silke. „Einfach cool bleiben!“
Es war absolut unwichtig, was diese kleine Nervensäge von sich gab. Sie würde sich einfach nicht provozieren lassen.
„Schade um die Luft, die du einatmest!“, sagte Silke von oben herab und ging triumphierend an ihm vorbei. Sie wusste, dass Theo einige Sekunden brauchen würde, bis er kapierte, was sie meinte. Falls es diese Knalltüte überhaupt verstand.
Dann war sie aber mit drei großen Schritten in ihrem Zimmer. Und tatsächlich – ein Gegenstand schlug gegen die Tür. Theo hatte mit irgendetwas nach ihr geworfen.
Die Eintragung in ihr Buch musste warten.
Es war jetzt wirklich höchste Zeit.
„Frühstück?“, rief ihre Mutter aus der Küche.
„Hab keinen Hunger!“, gab Silke zur Antwort.
„Kauf mir später was am Kiosk!“

Silke lauschte, ob ihre Mutter noch was sagte. Aber da kam nichts mehr.
Manchmal hatte sie den Eindruck, dass ihre Mutter ganz froh war, wenn sie ihr nicht zu viel Arbeit machte.
Silke wurde das Gefühl nicht los, dass sie ihr total gleichgültig war. Ihre Mutter musste doch gemerkt haben, dass Silke abgenommen hatte. Während der vergangenen Wochen war jedenfalls kein einziges Wort zu Silkes toller Leistung gefallen. „Ach was, geschenkt!“, dachte Silke. Die würde irgendwann schon sehen, wie schlank Silke war. Bis dahin fehlten ja auch noch ein paar Kilos.
Sie packte ihren Rucksack, nahm aus der Schüssel im Vorzimmer einen Apfel, zog die Jacke an und war schon halb zur Tür draußen.
„Tschüss!“, rief sie noch in den Flur zurück.
Ihre Mutter antwortete nicht.

8.

In der letzten Stunde hatten sie Sport. Da ihre Regel diesmal ausgeblieben war, konnte Silke den Unterricht in vollen Zügen genießen.
Seit Silke Kilos abspecken wollte, war sie ganz verrückt auf diese Stunden. Am Schluss stand ihr der Schweiß auf der Stirn und das T-Shirt klebte feucht an ihrem Körper.
An diesem Tag bemerkte sie zum ersten Mal, wie sich Tiffy und Ria beim Duschen anstießen und auf sie deuteten. Das tat Silke gut. Die anderen hatten also bemerkt, wie viel sie abgenommen hatte. Aber sagen würden sie nichts. Die waren bestimmt voll neidisch.
Im Augenblick war für Silke aber etwas anderes wichtiger als die heimlichen Blicke ihrer Mitschülerinnen. Sie konzentrierte sich auf den Plan, den sie sich ausgedacht hatte. Da es ihre letzte Stunde war, trödelte sie diesmal besonders lang rum. Die anderen Mädchen verließen nacheinander den Umkleideraum.
Die Sportlehrerin, Frau Knuth, kam herein. Sie wollte wie immer kontrollieren, ob alles

in Ordnung war und dann abschließen.
„Ah, Silke! Du bist noch nicht fertig!“, rief sie erstaunt. „Damit hab ich jetzt nicht gerechnet! Ich muss gleich zu meiner nächsten Stunde!“, sagte sie und sah ungeduldig auf die Uhr.
Auf diesen Moment hatte Silke gewartet.
„Ich brauch noch ein bisschen. Der Hausarzt hat an meinem Knöchel eine leichte Entzündung festgestellt“, log sie. „Es ist gut, wenn ich nach dem Duschen diese Salbe einmassiere und das Gelenk fixiere.“
Als Beweis hielt Silke Tube und elastische Binde in die Höhe. Beides hatte sie aus dem Medikamentenschrank im Badezimmer.
„Tja, hm!“, machte die Lehrerin. Silke nutzte die Situation aus.
„Wenn es Ihnen recht ist, schließe ich ab und bringe Ihnen den Schlüssel in die Klasse!“, schlug Silke vor. Sie hoffte, die Lehrerin würde einverstanden sein.
Frau Knuth überlegte einen Moment. Da sie und Silke es recht gut miteinander konnten, willigte sie ein.
„Alles klar! Ich bin in der 12.“
„Ich weiß“, dachte Silke, aber sie behielt es für sich.

Stattdessen sagte sie: „Sie können sich auf mich verlassen, Frau Knuth!“
Die Lehrerin gab Silke den Schlüsselbund und zog die Tür hinter sich zu.

9

Silke war nun allein. Der große Spiegel zwischen Umkleide- und Duschraum wartete auf sie. Sie drehte den Schlüssel einmal im Schloss rum.
„Sicher ist sicher!“, dachte Silke.
Sie zog sich noch mal bis auf den Slip aus und tapste barfuß über den kalten, nass gespritzten Fliesenboden.
Jetzt stand sie ihrem Spiegelbild gegenüber, in voller Größe.
Silke war ziemlich enttäuscht. Hatte sie wirklich so viel abgenommen? So groß waren die Veränderungen an ihrem Körper nun auch nicht. Irgendwie hatte sie erwartet, ein viel zarteres Mädchen im Spiegel zu sehen. Sie dachte an das Bild in ihrem Buch. Davon war sie aber noch Lichtjahre entfernt.
Auf einmal kam sie sich wie ein Monster vor: dick, plump, hässlich.

Silke drehte sich zur Seite.
Der Busen stand immer noch ziemlich ab, der Po wölbte sich gewaltig nach hinten, auch der Bauch war ihr noch nicht flach genug. Silke war entsetzt.
„Scheiße!“, dachte sie enttäuscht. „Das kann doch nicht wahr sein! Ich habe doch so viel abgenommen. Wieso sieht man denn gar nichts davon, verdammt noch mal?“
Geschockt musste sie an Henning denken. Kein Wunder, dass der sich nicht bei ihr meldete. Es gab schließlich genügend schlanke Mädchen, die er alle haben konnte.
Silke überkam ein Ekelgefühl. Sie würgte fast, obwohl sie heute noch nichts gegessen hatte, außer einem Apfel.
„Ich muss noch mehr abnehmen, noch viel mehr“, nahm sie sich vor. „Ich will auf keinen Fall so fett bleiben, ich will schlank sein.“
Sie fühlte sich elend und kraftlos. Und ihr war schwindlig. Kalter Schweiß trat ihr auf die Stirn. Himmel, war ihr schlecht. Selbst das Atmen fiel ihr schwer. Alles drehte sich.
Schwankend schleppte sie sich in die Garderobe zurück und sank schluchzend auf die Bank.

9

Die Klinke wurde gedrückt. Und als die Tür nicht aufging, hörte Silke ein Klopfen. Erst leise, dann etwas lauter.
„Silke? Silke? Bist du da drin?“
Silke wischte rasch ihre Tränen ab. Damit hatte sie nicht gerechnet. Warum war Frau Knuth zurückgekommen? Vertraute sie ihr nicht? Silke zog sich rasch an.
„Einen Moment, bitte! Ich komme schon!“
Sie eilte zur Tür und drehte den Schlüssel.
„Na so was!“, sagte sie und versuchte, sich nichts anmerken zu lassen. „Ich muss wohl einfach zugesperrt haben“, log Silke.
„Ich hab jetzt doch ein bisschen länger gebraucht. Gerade wollte ich mich auf den Weg machen.“
„Ist schon okay“, sagte Frau Knuth. „Mir ist eingefallen, dass ich im Geräteraum etwas vergessen habe.“
Silke war nicht sicher, ob ihre Lehrerin wirklich deshalb zurückgekommen war. Sie guckte so komisch.
„Ist auch alles in Ordnung mit dir, Silke?“

„Ja, klar, alles bestens!“, schwindelte Silke weiter. Doch ihre Stimme zitterte ein wenig. „Jetzt nur nicht heulen“, dachte sie.
„Dann ist ja gut“, sagte ihre Lehrerin.
Aber sie war anscheinend noch nicht zufrieden mit Silkes Antwort.
„Ich habe mir nur gedacht …“, begann sie und überlegte, „… du hast dich so … verändert in den letzten Wochen … ich kann mich natürlich auch täuschen … hast du abgenommen?“
Es war wie ein Zauberwort. Silke hätte ihre Lehrerin am liebsten umarmt.
Sie hatte es bemerkt, endlich hatte es jemand bemerkt. Das bedeutete also, sie musste dünner aussehen.

Sofort fühlte Silke sich besser. Der Kummer von vorhin war fast nicht mehr zu spüren. Trotzdem wollte sie cool bleiben und sich nichts anmerken lassen.
„Finden Sie?“, sagte Silke gespielt ungläubig und schaute an sich runter, als wollte sie nachgucken, was ihre Lehrerin wohl meinen

könnte. „Ist mir noch gar nicht aufgefallen.“
Hennings Worte von damals fielen ihr ein.
Sie grinste verlegen und zuckte mit den Achseln: „Vielleicht hab ich ein bisschen Babyspeck verloren“, sagte sie lächelnd.
„Klar! Siehst du, daran habe ich gar nicht gedacht.“
Silke war sicher, dass Frau Knuth nur so tat, als ob sie beruhigt sei. In Wirklichkeit machte sie sich Sorgen. Silke genoss diese Situation.
„Also bist du nicht krank?“, fragte ihre Lehrerin.
„Nein, nein! Keine Spur“, lachte Silke.
„Ich bin kerngesund, ehrlich!“
„Und du brauchst wirklich keine Hilfe?“
„Nein, wirklich nicht, mir geht’s blendend!“
Allmählich wurde ihr das Interesse doch zu anstrengend. Deshalb wollte sie das Gespräch auch beenden. „Na dann!“ Silke nahm ihre Tasche und ging zur Tür. „Ich muss jetzt aber auch! Danke für den Schlüssel!“
Vor der Tür musste sie einfach grinsen.
Silke fühlte sich unheimlich stark und selbstbewusst. Es war also der richtige Weg.
Es war nicht umsonst, wenn sie ihre Diät weitermachte. Und wenn sie dann ihr

Traumgewicht hatte, würde Henning sie bewundern. Er würde stolz auf seine schöne Freundin sein.
Hoffentlich war es bald so weit, dass sie Henning sagen konnte, was sie für ihn empfand. Sie wollte Zeit mit ihm verbringen und ihm das geben, was er von ihr wollte. Ohne dass ekelhafter Babyspeck im Weg war. Sie wären sicher ein tolles Liebespaar!

9.

Silke verließ das Schulgebäude und machte sich auf den Heimweg. Eine Viertelstunde später schloss sie die Wohnungstür auf.

„Ich bin da!“, rief sie vom Flur aus ins Arbeitszimmer ihrer Mutter.

Das Klappern der Tasten hörte einen Moment lang auf.

„Hallo! Soll ich dir was aufwärmen?“

„Ist nicht nötig. Hab in der Schule was gegessen“, log sie. „Ich nehme mir eine Kleinigkeit zu knabbern mit aufs Zimmer und mach meine Hausaufgaben!“

„Ja! Ist in Ordnung!“

Das Klappern der Tasten fing wieder an.

Silke war zwar mit Tiffy und Ria in der Cafeteria gewesen, hatte aber nur ein Glas Wasser getrunken. Inzwischen machte ihr das gar nichts mehr aus. Je mehr Menschen um sie herum aßen, umso selbstsicherer wurde sie. Silke wusste, dass sie mit einem Minimum an Nahrung auskam. Das gab ihr ein Gefühl der totalen Überlegenheit. Zu den beiden Freundinnen hatte sie gesagt, dass ihre Mutter zu Hause eine leckere Überraschung vorbereitet hätte.

Auch das Lügen fiel immer leichter: Es war Silke während der vergangenen Wochen schon fast zur Gewohnheit geworden.

9

In der Küche legte sie eine Scheibe Knäckebrot und eine Tomate auf einen Teller, gab zwei Löffel mageren Hüttenkäse dazu und stellte auf den freien Platz noch ein Glas Wasser. Zum Teekochen hatte sie keine Lust. Dann balancierte sie den Teller in der einen Hand, fasste den Rucksack mit der anderen und ging über den Flur in ihr Zimmer.

Silke teilte den Imbiss in winzige Portionen. Vom Knäckebrot brach sie kleine Stücke ab und lud ein paar Körnchen Hüttenkäse darauf. Die Tomate schnitt sie mit dem mitgebrachten Messer erst in Achtel und die Spalten dann noch zweimal quer. Andächtig und lange kaute sie die Bissen, bis sie nur noch einen süßlichen Nahrungsbrei im Mund hatte.

Dazwischen nippte Silke immer wieder vom Wasser.

Danach nahm sie ihr Buch aus der Schublade. Sie schrieb das aktuelle Datum auf und trug ihr Gewicht vom Morgen ein.
Zum Schluss machte sie wieder einen roten Kringel darum.
Es trommelte an ihrer Tür. Silke fuhr dermaßen zusammen, dass aus dem wunderschönen Schnörkel ein hässlicher Krakel wurde.
„Scheiße!", ärgerte sie sich.
„Hey, Socke!" Theo trommelte nochmal gegen die Tür, als wäre die aus Stahl. Und offensichtlich hatte er mal wieder einen neuen Spitznamen für sie gefunden. Silke hasste ihn – so wie all die anderen furchtbaren Namen, die er ihr gab. Sie hasste einfach alles, was von ihrem Stiefbruder kam.
„Kannst du nicht einmal normal anklopfen, du Zombie? Hau einfach ab!", schrie sie hinaus.
„Ist ja gut!" Theo wurde leiser, blieb aber für Silke deutlich hörbar. „Ich muss dir ja nicht sagen, dass dich ein Typ am Telefon sprechen will!"
Typ? Am Telefon? Silke wurde stutzig.
Wer konnte das um diese Zeit sein?

„Oh Gott!“ Silke schoss das Blut in den Kopf … vielleicht war das Henning!
Sie schleuderte das Buch in die Schublade und rannte los.

9

Natürlich hatte ihr Theo vor der Tür aufgelauert. Er stellte Silke ein Bein und sie stolperte ein paar Schritte. Fast wäre sie gestürzt. Sie konnte sich gerade noch an der Kommode fangen.
„Hoppla, Socke!“ Theo fand das sehr komisch. Er hörte gar nicht mehr auf zu lachen.
Silke ballte ihre Fäuste.
„Du Mega-Scheißkerl!“, fauchte sie. Am liebsten hätte sie auf ihren Bruder eingedroschen. Aber sie ließ es bleiben und griff nach dem Hörer.
„Silke!“, sagte sie ins Telefon, noch leicht außer Atem.
„Hi! Hier ist Henning!“
„Ach, hi!“, sagte Silke mit gespielter Überraschung.
„Ich geb morgen ’ne Fete! Kommst du?“
Silkes Knie wurden weich.

„Ja, gern!“, hauchte sie ins Telefon.
„Super!“, sprach Henning weiter. „Also morgen – halb acht – Waldweg 23!
Wir sehen uns dann! Tschüss!“
„Tschüss!“, sagte Silke und legte auf. Ihre Handfläche war schweißnass. Als sie sich umdrehte, stand Theo immer noch hinter ihr.
„Was ist?“, fauchte Silke ihn an. „Soll ich dir seine Handynummer geben?“
„Was regst du dich auf? Ich geh ja schon“, schmollte Theo und trottete in sein Zimmer.
Silke musste sich beschäftigen. Sie hielt es zu Hause nicht aus.
Sie schlüpfte in ihren Jogginganzug und lief los.
Hauptsache sie blieb in Bewegung. Zum Fluss und dann immer die Promenade lang.
Sie war so aufgewühlt, dass sie keine Minute zur Ruhe kommen wollte.

10.

Silkes Mutter kam mit der Reisschale aus der Küche. Die Schüssel mit dem Hackbraten und der Soße stand schon auf dem Tisch.
Silke fand den Essensgeruch unerträglich.
Er ekelte sie an. Sie musste heute unbedingt etwas unternehmen. Sie wollte jetzt nichts mehr essen. Auch nicht mit Abführpillen.
Essen und sich am Abend mit Henning treffen, das passte nicht zusammen.
„Ich hab überhaupt keinen Hunger", versuchte Silke mit möglichst fester Stimme zu sagen.
Das stimmte teilweise auch. Im Vergleich zum Beginn ihrer Diät empfand
sie jetzt wirklich fast kein Hungergefühl mehr.
„Du setzt dich hierher und isst mit!", sagte ihr Vater bestimmt.
„Scheiße!", dachte Silke. So ähnlich hatte sie sich das vorgestellt. Sie merkte, wie sie innerlich immer wütender wurde.
Trotzdem setzte sie sich an den Tisch.
„Die Silke hat nämlich heute ein Date mit Henning!", nervte Theo.
„Halt die Klappe, Arschgesicht!", fuhr Silke ihren Stiefbruder an.

„Nicht in diesem Ton!“, ging Silkes Vater scharf dazwischen. „Und wer, bitte schön, ist Henning?“ Seine Stimme wurde lauter.
„Henning eben.“ Silke hatte ihre Aggression kaum noch unter Kontrolle. Die Frage ihres Vaters reizte sie nur noch mehr.
Ihre Mutter aß schweigend den Teller leer.
Silkes Vater schaufelte wild in sich hinein.
Theo grinste blöde.
Silke stocherte missmutig in ihrem Essen herum. Der zermanschte Brei sah nun wirklich schon unappetitlich aus. Der aufsteigende Geruch widerte sie an.
„Iss endlich, verdammt noch mal!“, schrie jetzt ihr Vater.
Silke verlor die Fassung.
Sie knallte das Besteck hin. „Du hast mir gar nichts zu sagen, du bist nicht mein Vater!“
Silkes Stiefvater holte aus und schlug ihr mit seiner großen Hand mitten ins Gesicht.
Silke sprang auf, rannte in ihr Zimmer und schloss ab. Zitternd lehnte sie sich mit dem Rücken gegen ihre Tür. Langsam rutschte sie daran hinunter, bis sie schließlich auf dem Boden saß.

Die Tränen schossen ihr in die Augen: ein paar wegen der Schmerzen auf der Wange, die meisten aber, weil sie traurig und wahnsinnig wütend war.
Nach ein paar Minuten hörte sie die Wohnungstür krachend ins Schloss fallen.
Jemand klopfte leise an ihre Zimmertür.
„Silke?“ Das war ihre Mutter.
„Silke? Bist du in Ordnung?“
„Entweder ist sie so blöd oder sie hasst mich“, dachte Silke. Wie konnte ihre Mutter nur so eine dämliche Frage stellen?
Silke antwortete nicht.
Wenig später hörte sie im Vorzimmer Gemurmel. Ihre Mutter und Theo waren auf dem Weg zu Theos Schule. Er hatte heute eine Aufführung seines albernen Schultheaters. Anschließend wollten sie noch Oma besuchen.
Die Wohnungstür fiel ein zweites Mal ins Schloss.
Jetzt war Silke allein.

11.

„Nur raus hier!“, dachte Silke.
Laufen, laufen, laufen!
Immer in Bewegung bleiben. Das war ihr während der letzten Zeit unglaublich wichtig geworden. Sie gönnte sich nur noch die nötigsten Ruhepausen für ihre Hausaufgaben oder fürs Schlafen. Aber so richtig durchschlafen konnte sie sowieso nicht mehr. Ständig wurde sie wach und rollte sich von einer Seite auf die andere.
Aber sie hatte auch gar keine Lust mehr, so lange zu schlafen. Silke stand jetzt schon früh auf und nutzte auch diese Zeit für Gymnastik. Mit dem guten Gefühl, ihren Körper beim Abnehmen zu unterstützen, begann sie dann ihren Tag.
Mit langen Schritten trabte sie am Fluss entlang. Wenn sie zu sehr außer Puste geriet, ging sie ein Stück. Nach ungefähr einer Stunde drehte sie um.
Als Silke keuchend in die Wohnung zurückkam, war noch immer niemand zu Hause.
„Umso besser“, dachte sie, während das Duschwasser über sie prasselte.

Erst jetzt fiel ihr ein, dass sie heute bis auf das Frühstück, also den Tee und die zwei Scheiben Knäckebrot mit Hüttenkäse, noch nichts gegessen hatte. Denn durch den Streit beim Mittagessen hatte sie sich schließlich doch vor der verhassten Mahlzeit drücken können. Jetzt war es halb fünf.
Also noch genug Zeit für einen Tee.
Essen konnte sie nichts mehr. Dafür war sie viel zu aufgeregt.
Außerdem musste sie sich heute besonders sorgfältig zurechtmachen. Es sollte schließlich die Nacht der Nächte werden.

9

Das Fönen der Haare ging sehr rasch.
Der Haarausfall machte sich wieder bemerkbar. Aber Silke fand das gar nicht so schlimm. Die neue, weniger üppige Frisur passte besser zu ihrem Gesicht. Es war zwar noch nicht so schmal, wie sie sich das gewünscht hätte, aber sie würde das schon noch hinkriegen. Beim Auflegen des Make-ups ging Silke vorsichtig vor. Sie wollte geheimnisvoll und verführerisch aussehen.

Ganz perfekt war es zum Schluss nicht. Silke hoffte, Henning würde es trotzdem gefallen. Und die Klamotten? Das war keine Frage. Silke schlüpfte in die schwarze Hüfthose. Diesmal ließ sich der Reißverschluss mühelos schließen. Auch Pölsterchen oben rum gab's keine. Aber Silke stellte fest, dass sie noch nicht an ihrem Ziel angelangt war. Ihre Oberschenkel waren noch ziemlich stramm. Und am Hintern und am Bauch spannte der Hosenstoff noch reichlich.
Ein ähnliches Ergebnis brachte der rosa Pullover mit V-Ausschnitt. Sie musste ihn zwar unten rum nicht mehr auseinander ziehen, aber ihr Busen war noch viel zu groß. Von ihrem perfekten Vorbild war Silke also noch um einiges entfernt. Aber sie wünschte sich so sehr, dass Henning bemerkte, was sie bis jetzt schon geschafft hatte, und dass er noch ein wenig Geduld mit ihr hatte.

Um sieben verließ Silke die Wohnung. Diesmal wollte sie ganz pünktlich sein. Und mit dem Bus waren es ungefähr 20 Minuten zu

Hennings Adresse. Lieber ging sie dort noch ein bisschen spazieren, als dass sie zu spät kam. Um Punkt halb acht läutete sie. Henning öffnete: „Hi, Silke! Super, dass du gekommen bist!“
„Hallo!“, sagte Silke verlegen.
Jetzt, jetzt müsste er es doch schon merken, dass sie dünner geworden war.
Aber Henning merkte nichts. Er sagte nur: „Hier lang!“, und ging vor Silke durch den Garten auf eine Art Schuppen zu, aus dem schon ziemlich laute Musik zu hören war.
„Macht nichts“, dachte Silke. „Er wollte bestimmt nicht unhöflich sein und gleich mit der Tür ins Haus fallen. Ganz sicher macht er mir später ein Kompliment, wenn wir tanzen.“
Silke beobachtete Henning.
Er war wirklich toll. Sein lässiger Gang, seine teuren Klamotten – die waren teuer, jede Wette – seine perfekt gestylten blonden Haare. Dieser wunderschöne Junge hatte sie zu seiner Party eingeladen, weil er mit ihr zusammen sein wollte. Mit ihr, der neuen Silke Mertens.

Im dunklen Raum waren schon eine Menge Paare auf der Tanzfläche.
Als Henning mit Silke hereinkam, stürzte ein sehr gut aussehendes, blondes, schlankes Mädchen auf Henning zu, fiel ihm um den Hals und küsste ihn.
„Du kannst mich doch nicht so lange allein lassen, du Schuft!“, rief sie und schlang ihre Arme um Hennings Hals.
Silke hatte das Gefühl, jemand würde ihr mit der Faust in den Magen boxen. Wer war das denn? Warum wimmelte Henning diese lästige Tussi nicht ab? Warum ließ er sich diese billige Anmache gefallen?
Sie war es doch, die mit ihm den Abend verbringen wollte. „Ich …“, brachte Silke krächzend heraus, konnte aber nicht weitersprechen.
Henning umarmte die Blonde, legte ihr dann seinen Arm um die schmale Taille und küsste sie vor den anderen. Silke war sprachlos.
Nach einer halben Ewigkeit – glaubte Silke jedenfalls – löste sich das Paar voneinander. Henning rief etwas durch den Raum und zeigte auf Silke. Plötzlich stand ein

anderer Junge neben ihm. Etwas jünger als Silke, mit einer Unmenge an Pickeln im Gesicht.
„Das ist mein kleiner Bruder Philipp“, sagte Henning. „Bestimmt versteht ihr euch gut!“
Daraufhin schob er die Blonde auf die Tanzfläche und tanzte mit ihr in enger Umarmung zu einem langsamen Liebeslied.
Silke war unfähig, auch nur einen klaren Gedanken zu fassen.
„Willst du auch tanzen?“, hörte sie ein stimmbrüchiges Jungengekrächze.
Wollte sie tanzen?
Nein, verdammt, sie wollte nicht tanzen, vor allem nicht mit diesem lächerlichen Idioten, der nur ein wenig älter war als ihr Bruder.
Sie wollte mit Henning tanzen, sich an ihn schmiegen. Sie wollte von ihm hören, wie toll er es fand, dass sie seit dem letzten Mal so schlank geworden war. Sie hätte von ihm berührt werden wollen. Heute wäre sie dazu bereit gewesen.
„Ach, lass mich doch in Ruhe!“, faucht sie den Jungen an.

Silke brauchte etwas zu trinken. Auf der Bar standen einige Flaschen aufgereiht.
Cola? Silke kannte die Kalorienzahl dieses absolut verbotenen Getränks genau.
„Ach was, scheiß drauf“, dachte sie und füllte ihr Glas. Dann schüttete sie einen kräftigen Schuss Bacardi dazu. Sie kannte diese Mischung von anderen Feten, hatte aber bisher erst einmal probiert. Diesmal trank sie ihr Glas in einem Zug aus. Das Zeug schmeckte nicht übel. Und irgendwie ging es ihr auch nicht mehr ganz so schlecht. Sie mixte sich noch ein Glas und schließlich noch eins.
Dann ließ sie sich auf eines der Sofas fallen.
Um Silke begann sich alles zu drehen.
Ihr wurde schwindlig. Es wurde immer schlimmer. Jetzt bekam sie kaum noch Luft.
Sie geriet in Panik. Nur nicht hier drin ohnmächtig werden! Sie nahm alle Kraft zusammen, stand schwankend auf und tastete sich zur Tür.
Hennings pickeliger Bruder war plötzlich wieder neben ihr.
„Kann ich dir helfen?“, fragte er.
„Verpiss dich!“, zischte Silke zwischen den Zähnen hervor.

Sie trat ins Freie. Sie fand auch noch den Weg zum Gartentor. Dann torkelte sie den Gehsteig entlang.
„Sch-scheißkerl!“, lallte Silke vor sich hin. Sie sah sich um. Jetzt hatte sie doch die Orientierung verloren. Wo war sie hier? Wo war diese verdammte Bushaltestelle? Auf jeden Fall musste sie über die Straße. Sie wankte über den Bürgersteig und musste sich dann an einer Laterne festhalten. Himmel, war ihr schlecht. Und dann verlor sie die Kontrolle über ihren Körper. Sie knickte an der Gehsteigkante um, stolperte ein paar Schritte, stürzte und blieb mitten auf der Straße liegen. Im Knöchel spürte sie einen stechenden Schmerz, dann wurde ihr schwarz vor den Augen.
Das Reifenquietschen hörte Silke nicht mehr.

12.

„Wo bin ich?“, fragte Silke benommen. Ihr Kopf dröhnte, und der Mund war völlig ausgetrocknet.
„Willkommen in der Schönbach-Klinik“, sagte der rundliche Mann an ihrem Bett. Er hatte einen grauen Schnauzbart und trug Jeans und ein Sweatshirt. Er reichte Silke ein Glas Wasser. „Dr. Grabow, Jens Grabow.“
„Silke Mertens“, sagte Silke und nahm einen großen Schluck.
„Ich weiß“, sagte der Arzt lächelnd. „Wir haben deine Handtasche geplündert und deinen Ausweis gefunden. Deine Eltern waren gleich da, nachdem wir sie verständigt hatten, aber du warst noch nicht – na sagen wir, noch nicht ansprechbar. Sie haben sich große Sorgen gemacht.“
„Meine Eltern? Wieso? Wann waren meine Eltern da?“ Silke stand völlig neben sich.
Der Arzt überlegte: „Das war um circa halb zehn – gestern Abend, also vor ungefähr sieben Stunden.“
Jetzt kapierte Silke gar nichts mehr. Wieso gestern Abend? Welche sieben Stunden?

Verdammt, was war hier los?
„Was ist denn passiert?“, fragte sie.
„Woran kannst du dich denn überhaupt noch erinnern?“, fragte der Arzt vorsichtig.
Silke dachte angestrengt nach. Einige Blitzlichter fielen ihr ein.
Henning, ein langbeiniges Mädchen, die Ohrfeige ihres Vaters, eine Flasche Bacardi, laute Musik, ein pickeliger Junge, ein Schmerz im Knöchel und die Straße.
Das alles ergab aber überhaupt keinen Sinn.
„Ich krieg's nicht zusammen“, sagte Silke.
„Also“, begann der Arzt seinen Bericht.
„Ich war gestern Abend auf dem Weg zu meinem Nachtdienst hier in der Klinik. Da musste ich plötzlich scharf bremsen, weil ein junges Mädchen bewusstlos auf der Straße lag. Ich habe das Mädchen dann sofort mit in die Klinik genommen.“
Silke war jetzt einigermaßen wach, und die Erinnerung kehrte langsam zurück.
„Und was hat … dem Mädchen gefehlt?“
Irgendwie war es einfacher, so über sich selbst zu reden. Als ob der Unfall dann nicht so viel mit ihr zu tun hätte.
„Tja, schwer zu sagen. Ich zähle einmal auf,

was deutlich sichtbar war. Ein leichte Verstauchung des Knöchels, ein ziemlicher Alkoholgehalt im Blut, man könnte auch sagen, das Mädchen war ein wenig betrunken ..."
Silke wurde nun doch verlegen. Sie wich dem Blick des Arztes aus. Erst jetzt bemerkte sie, dass dieses Zimmer überhaupt nicht wie ein Krankenzimmer aussah. Die Einrichtung war ganz normal, nicht so weiß lackiert. Alles wirkte gar nicht so steril und kühl. Die bunten Vorhänge machten den Raum richtig freundlich. Silke hörte den Arzt weitersprechen.
„Ja, außerdem habe ich eine deutliche Entkräftung feststellen müssen."
Silke wurde hellhörig. Der Arzt machte eine kurze Pause. Dann setzte er fort:
„Das Mädchen hatte vermutlich schon seit einiger Zeit keine feste Nahrung mehr zu sich genommen."
„Und wie haben Sie das festgestellt?", fragte Silke.
„Kennerblick!", antwortete der Arzt. Und ganz nebenbei sagte er: „Ich tippe auf eine akute Essstörung. Wahrscheinlich Magersucht im Anfangsstadium."

„Ich habe keine Essstörung! Und ich bin nicht magersüchtig“, platzte es aus Silke heraus. Dabei wollte sie sich doch gar nicht angesprochen fühlen.
Der Arzt ließ sich nicht aus der Ruhe bringen.
Sie bekam ein mulmiges Gefühl.
War das hier wirklich ein normales Krankenhaus? Hatte sie der Arzt angelogen?
War sie gar nicht wegen des Knöchels hier?
Irgendetwas stimmte nicht.

9

Doktor Grabow bemerkte Silkes Unsicherheit.
„Entschuldige bitte!“, sagte er. „Vielleicht habe ich mich vorhin nicht ganz klar ausgedrückt. Die Schönbach-Klinik ist eigentlich ein ganz normales Krankenhaus. Es gibt hier aber auch eine Spezial-Abteilung für Patienten mit Essstörungen.“
Jetzt klingelten bei Silke die Alarmglocken.
„Und das hier ist diese Abteilung!“, stellte sie fest.
„Genau!“, nickte der Arzt.
„Aber ich habe keine Essstörung“, wiederholte Silke. „Und ich bleibe auf keinen Fall hier!“

„Nein, nein. Das musst du auch nicht", beruhigte sie Doktor Grabow. „Dazu besteht überhaupt keine Veranlassung."
„Und warum haben Sie mich dann hierher gebracht und nicht in das normale Krankenhaus?", stieß Silke aufgeregt hervor.
In ihrer Verzweiflung war sie immer lauter geworden. Sie fühlte sich in die Enge getrieben.
Der Arzt blieb ganz ruhig.
„Es war eben einfacher, wegen des Papierkrams. Du weißt schon, Formulare und so. Da ich der Leiter dieser Abteilung bin und ich dich gefunden habe, war das die unkomplizierteste Lösung. Kannst du das akzeptieren?"
Silke überlegte. Die Erklärung klang logisch. Und die Hauptsache war, dass sie nicht hier bleiben musste.
„Was ist mit meinen Eltern? Was haben Sie denen eigentlich gesagt?"
„Nun", meinte der Arzt, „im Prinzip das Gleiche wie dir."
„Auch, dass ich betrunken war?"
„Auch das", bestätigte Doktor Grabow.
„Und das andere?" Silke zögerte. Sie wusste nicht, wie sie sich ausdrücken sollte. „Na Sie wissen schon …"

„Auch“, nickte der Arzt.
„Und mein Vater hat nicht getobt?“
Doktor Grabow schüttelte den Kopf.
„Deine Eltern waren wirklich sehr in Sorge um dich.“
Das konnte Silke sich nun wirklich nicht vorstellen. Ihre Eltern und in Sorge um sie?! Das konnte nicht stimmen!
„Ich mache dir einen Vorschlag“, sagte der Arzt. „Du bleibst ein paar Stunden hier. Du kannst ausschlafen und noch ein wenig zur Ruhe kommen. Inzwischen benachrichtige ich deinen Vater und deine Mutter.“
„Stiefvater“, verbesserte Silke ihn.
„Gut. Stiefvater!“, antwortete der Arzt ruhig. Er stand vom Bettrand auf und sagte: „Um acht gibt’s Frühstück. Dann seh ich wieder nach dir.“
Mit diesen Worten verließ er den Raum.
„Oh Gott!“, dachte Silke voller Panik.
„Essen, ich kann nichts essen!“
Bleierne Müdigkeit packte sie und sie schlief wieder ein.

13.

„Guten Morgen!“, sagte jemand. Silke rieb sich die Augen. Sie erkannte einen Jungen neben ihrem Bett. Er war unglaublich mager. Eigentlich sah er furchtbar aus: blass, hohlwangig, knöchern, die Augen lagen tief in den Höhlen. Sein Kopf war für den dünnen Hals viel zu groß. Seine Haare waren von einem eigenartigen stumpfen Grau. An einigen Stellen konnte Silke sogar die kahle Kopfhaut sehen.

„Hallo! Ich bin Florian! Florian Zandt. Ich bin Patient hier, weil ich magersüchtig war. Deshalb sehe ich auch so aus!“

Diese direkte Ansage war Silke irgendwie peinlich. Wieso hatte sie den Jungen auch nur so angestarrt.

„Tut mir wirklich leid“, sagte sie. „Ich wollte nicht unhöflich sein.“

„Warst du nicht. Mittlerweile bin ich mir im Klaren darüber, wie ich aussehe. Ach übrigens – Silke Mertens! Ich hab dir dein Frühstück gebracht.“ Er deutete auf den Tisch. „Doktor Grabow hat gesagt, er kommt etwas später.“

Silke hasste das. Schon wieder fühlte sie sich vollkommen überrumpelt. Ein fremder magersüchtiger Junge, der ihr in einem fremden Zimmer ein Frühstück brachte?
Ach ja! Die Spezial-Abteilung! Und Dr. Grabow. Jetzt fiel ihr alles wieder ein.
„Müsst ihr hier anderen Patienten das Essen bringen?", fragte Silke.
Der Junge lachte. „Nicht direkt. Aber weil ich schon sehr lange hier bin, darf ich manchmal ein bisschen aushelfen."
Silke bemerkte die lockere Kleidung des Jungen. Er trug einen Rollkragenpulli, Jeans und Turnschuhe."
Was hatte sie selbst eigentlich an?
Erschrocken schaute Silke unter die Decke. Nur BH und Slip.
„Ach ja, noch was hat mir Doktor Grabow für dich gegeben!" Der Junge zog hinter seinem Rücken einen fliederfarbenen Jogginganzug, Wollsocken, Birkenstocks und eine eingeschweißte Zahnbürste hervor.
„Das hält unsere Abteilung als Service für besondere Gäste bereit. Die Zahnbürste darfst du als Andenken behalten."

Grinsend überreichte er Silke den Stapel.
Diese Situation war irgendwie komisch.
Sie mussten beide lachen. Sie kicherten eine Weile, ohne genau zu wissen, warum.
Auf jeden Fall tat es gut.
„Ich geh mal kurz raus, während du …"
Florian deutete auf das Waschbecken.
Das fand Silke sehr taktvoll von ihm.

9

Sie schlüpfte in den Jogginganzug, streifte die Socken über und stieg in die Schlappen.
Dann wusch sie sich das Gesicht, putzte sich die Zähne und zupfte ihr Haar zurecht.
Dabei blieben zwischen den Fingern wieder einige Haare hängen.
Florian kam gerade herein, als Silke die Haare zusammenrollte und in den Papierkorb warf. Er setzte sich an den Tisch.
Silke blieb unentschlossen stehen.
„Komm! Setz dich!", sagte er und machte eine einladende Handbewegung.
Silke war total überfordert. Sie wollte doch nichts essen. Im Kopf überschlug sie schon die Kalorien, die auf dem Tisch rumstanden.

„Ich frühstücke nie", sagte sie.
„Ah ja", antwortete Florian. „Aber setzen kannst du dich doch trotzdem."
Er schnitt ein Kornbrötchen auseinander und bestrich jede Hälfte mit etwas Butter. Dann belegte er die Hälften mit Schinken und Käse. In den Tee gab er einen Löffel Zucker und ein paar Tropfen Zitronensaft. Silke beobachtete ihn. Es sah alles so normal aus.
Sie kam sich ziemlich blöd vor.
Na ja, zumindest eine Tasse Tee konnte sie ja trinken. Und genau genommen hatte sie seit gestern Morgen außer diesen drei Drinks auf Hennings Fete nichts mehr zu sich genommen. Bei dem Gedanken an Henning zog sich Silkes Magen zusammen.
Sie griff nach einem Sesambrötchen und begann, es in kleinen Stücken zu knabbern. Florian gab keinen Kommentar dazu ab. Dafür war sie ihm dankbar.

14.

„Darf ich dich etwas fragen?“, sagte Silke.
„Nur zu“, forderte Florian sie kauend auf.
„Wie lange bist du schon hier?“
„Ein Jahr.“
Silke hätte sich beinahe verschluckt.
„Wahnsinn!“ Sie konnte es nicht fassen.
„Wieso denn so lange?“
„Vor einem Jahr hatte ich noch ein paar Kilos weniger.“
„Das gibt's nicht!“ Silke schüttelte entschieden den Kopf.
„Doch. Ich wäre fast gestorben. Ich musste zu Beginn einige Zeit künstlich ernährt werden, damit ich am Leben blieb. Dann hat ein langes Therapieprogramm begonnen.“
„Und dafür musstest du hier bleiben?“
„Der stationäre Aufenthalt ist nicht unbedingt nötig. Manche von den Mädchen und Jungs hier besuchen die Tagesklinik. Die kommen dann morgens und gehen am späten Nachmittag wieder nach Hause. Aber in bestimmten Fällen, wenn's zu Hause überhaupt nicht klappt, empfiehlt Dr. Grabow einen stationären Aufenthalt. Meinem Vater

war das nur recht. Er hat mich kein einziges Mal besucht, seit ich hier bin. Ich glaube, er schämt sich wahnsinnig für mich."
„Und deine Mutter?", fragte Silke.
„Die ist auch nicht gekommen. Die steht so unter dem Einfluss meines Vaters, die traut sich nicht, eigene Entscheidungen zu treffen.
„Aber wie konnte denn das alles passieren?", fragte Silke vorsichtig.
Florian goss sich etwas Tee nach. Dann erzählte er:
„An meinem 14. Geburtstag habe ich beschlossen, was Besonderes aus mir zu machen. Ich habe mit einer radikalen Diät begonnen. Ich wollte meinem Vater beweisen, dass ich was ganz Tolles leisten kann. Mein Vater steht nämlich total auf Leistung. Und es war ihm nie genug, was ich gemacht habe. Ich wollte ihm zeigen, dass ich kein Schwächling bin, dass ich total hart zu mir selbst sein kann.
Am Anfang ging es mir auch super. Ich fühlte mich total stark und war sehr aktiv. Komisch, oder? Obwohl ich doch eigentlich immer magerer geworden bin. Ich war total

ehrgeizig, wollte immer weniger und weniger essen. Ich habe dann nur noch ein trockenes Brötchen, einen Apfel oder einen Joghurt zu mir genommen.
Es war eine ganz seltsame Welt, in der ich da lebte. Ich habe zwar fast nichts mehr gegessen, war aber dafür ständig mit Essen beschäftigt. Ich habe Kalorientabellen gesammelt und sie verglichen. Oder ich habe heimlich Essen gekocht, das ich dann in den Müll geworfen habe. Ich habe mich in dieser kranken Welt total sicher gefühlt, weil ich geglaubt habe, dass ich allein die Regeln bestimmen konnte. Ich dachte die ganze Zeit, dass ich meinen Körper völlig unter Kontrolle habe. Was ja nicht stimmt. In Wirklichkeit hatten das Essen und Nicht-Essen mich unter Kontrolle."
Florian nahm einen Schluck Tee. Er schwieg eine Zeit lang. Dann erzählte er weiter:
„Und immer wartete ich auf ein Lob meines Vaters, auf seine Anerkennung. Nichts davon kam. Da sagte ich mir: Gut, dann erst recht! Ich begann zusätzlich zu meinem Fasten mit einem absolut harten Trainingsprogramm. Rad fahren, Schwimmen, Joggen. Das alles

ging ungefähr eineinhalb Jahre lang. Und auf einer dieser Marathontouren bin ich umgekippt. Und so bin ich hier gelandet."

Silke war sprachlos. Das hörte sich alles ganz schrecklich an.
Sie überlegte.
„Dann bist du jetzt … sechzehneinhalb?"
„Hm", nickte Florian, „und du?"
„Vierzehn", antwortete Silke.
Wieder entstand eine Pause. Aber Silke fand das Schweigen nicht unangenehm. Es gehörte irgendwie mit dazu.
„Wann hast du denn gewusst, dass aus deiner Diät eine Magersucht geworden ist?", fragte Silke dann.
„Eigentlich gar nicht", erwiderte Florian. „Meine Welt war schon so verkehrt. Ich war bis zum Schluss felsenfest davon überzeugt, dass meine Art des Essens völlig normal ist. Das weiß ich übrigens auch von Jungs und Mädchen aus der Gruppe. Magersüchtige würden sich freiwillig niemals ihre Krankheit eingestehen. In ihren Augen sind die „Essen-

den“ abnormal. Weil sie sich nicht beherrschen können, keine Kontrolle über sich haben und gierig sind. Uns fällt ja gar nicht auf, dass wir diejenigen sind, die nicht normal sind und die sich von einer Sucht steuern lassen.“

Silke fühlte sich wie ein Schwamm, der alles in sich aufsaugt. Sie konnte von Florians Erzählungen nicht genug kriegen.

„Und die anderen?“, fragte sie.

„Wen meinst du?“

„Na die, die fressen und kotzen? Wie ist es bei denen?“

„Du meinst die Jungs und Mädchen, die an Bulimie leiden?“

„Genau, die. Ich hab im Fernsehen mal was gesehen.“

„Von denen sind sogar mehr bei uns als mit Magersucht. Die Essbrechsucht kommt viel öfter vor. Ich kann dir sagen, das glaubst du nicht, was da manche von sich erzählen. Von ihren Fressattacken und so. Die sind noch kaputter als die Magersüchtigen. Aber durch dieses Kotzen kriegen die irgendwann so einen Ekel vor sich selbst. Sie wissen genau, dass sie krank sind. Kein Mensch kotzt gerne.

Und deshalb sehen die früher ein, dass sie Hilfe brauchen."
Florian machte eine Pause und dachte nach. Dann sagte er: „Und das ist überhaupt das Allerwichtigste. Alleine kriegt das nämlich keiner auf die Reihe. In einer Therapie reden die Mädchen und Jungs über sich und auf einmal kommen sie drauf, dass ihre Probleme ganz woanders liegen. Sie haben all ihre Ängste und ihre Wut nur in die Magersucht oder in die Bulimie eingepackt."
Florian schüttelte den Kopf, als könnte er es selbst nicht begreifen.
„Sie wollen sich auf einem Umweg den anderen mitteilen und machen sich selbst dabei kaputt. Das ist doch echt verrückt, oder?"
„Weißt du, eins versteh ich nicht", sagte Silke nachdenklich. „Dass Jungs auch Essstörungen haben und Magersucht oder Bulimie kriegen können. Ich dachte immer, die kommen besser mit ihren Problemen klar. Die können sich auch ganz anders abreagieren. Draufhaun, coole Sprüche klopfen, Autos, Fußball, Sex – so was in der Art eben."
„Das kann schon sein, dass es Mädchen viel öfter erwischt, mit all diesem Schönheits-

wahn und der Vorstellung, superschlank sein zu müssen und so. Aber umgekehrt kann es einen Jungen genauso belasten, wenn er nicht in dieses typische Jungs-Muster passt. Und der darf es noch nicht mal zugeben."
„Hm – da ist sicher was dran!", sagte Silke.

15.

Gemeinsam begannen Silke und Florian, das Geschirr auf das Tablett zu räumen. Silke schob mit der flachen Hand die Krümel zusammen und wischte das Häufchen auf einen Teller.

Das war so eine vertraute Handlung. Es war irgendwie ganz normal. Als wenn sie schon hundertmal gemeinsam gefrühstückt hätten.

„Wann konntest du denn wieder anders umgehen mit Essen und so?“, fragte Silke währenddessen.

„Erst viel später. Ich hatte zweimal den absoluten Rückfall. Da hab ich schreckliche Sachen angestellt. Ich war völlig durchgeknallt. Bin aus der Klinik getürmt. Hab die Medikamente ins Klo gespült. Hab Fressanfälle bekommen und alles wieder ausgekotzt. Ich bin froh, dass ich nicht rausgeflogen bin. Dr. Grabow hat sich immer wieder um mich gekümmert. Es war eine total schlimme Zeit. Die Haare sind mir büschelweise ausgefallen.“ Florian griff sich in seine schütteren Locken. „Ich habe nacheinander 3 Backenzähne verloren.“ Ich habe mich dermaßen vor

mir selbst geekelt. Ich habe mich einfach nicht mehr erkannt. Aber irgendwann hab ich geschnallt, dass es um mein Leben geht und dass ich dafür verantwortlich bin, was ich daraus mache. Und dann konnte ich mir auch helfen lassen. Man muss die Hilfe selbst wollen, sonst läuft da gar nichts."
Florian schwieg eine Zeit lang.
Dann sagte er: „Jetzt geht's endlich bergauf. Seit zwei Monaten bin ich in der Gruppe, in der wir wieder normales Essverhalten lernen können. Wir kochen und essen gemeinsam. Natürlich geht alles noch langsam – wir essen immer noch sehr kontrolliert. Zusammen besprechen wir die Einkäufe, die benötigt werden. Ich nehme wieder langsam zu und ich kann es akzeptieren."
Silke fühlte, wie ein warmes Gefühl in ihrem Bauch auftauchte. Florians Ehrlichkeit und seine krasse Geschichte nahmen sie ganz schön mit. Ohne darüber nachzudenken, langte sie über den Tisch und berührte seine Hand.
Bevor sie ihre Hand zurückziehen konnte, hielt Florian sie schon fest umfasst.
Er sah Silke direkt in die Augen.

9

Eine Zeit lang waren sie beide ganz still.
Dann fragte Florian: „Und was ist mit dir?"
Silke überlegte.
Es war unmöglich für sie, ihn anzulügen.
Sie hatte in der kurzen Zeit großes Vertrauen zu diesem Jungen gefasst. Einige Male hatte sie Mühe gehabt, Florians Gedanken zu folgen. Vieles war schwierig zu verstehen. Aber das meiste konnte sie nachempfinden. Sie fühlte sich sehr verbunden mit ihm.
„Ich habe mir noch nie richtig gefallen", begann sie ihre Erzählung. „Nichts war perfekt an mir. Und ich hatte auch das Gefühl, dass meine Mutter mich aus diesem Grund nicht mag. Dann habe ich Henning kennen gelernt. Und er hat zu mir gesagt, dass ich fett bin. Da hab ich mit einer Diät begonnen."
„Henning! Ist das dein Freund?", fragte Florian, der aufmerksam zugehört hatte.
Silke überlegte. War Henning denn ihr Freund? Sie schüttelte den Kopf:
„Nein – ich hab's mir gewünscht, aber – nein."

„Wie viel hast du denn abgenommen?“, fragte Florian.
Silke sagte es ihm.
„Tut verdammt weh, wenn man zurückgewiesen wird. Noch dazu, wenn man sich solche Mühe gegeben hat, so zu sein, wie andere es wollen“, sagte Florian.
„Aber machen das nicht alle?“, fragte Silke. Der Gedanke an Henning hatte sie jetzt doch wieder traurig gemacht und erinnerte sie an ihre Verzweiflung. „Sonst findet man doch nie jemanden, der einen mag.“
Florian schüttelte den Kopf. „Ich hab das zuerst auch gedacht, aber glaub mir! Nein! Das bringt nichts, nur Enttäuschungen.
Du kannst unmöglich alle Erwartungen der anderen erfüllen. Das macht total abhängig. Und du entfernst dich immer weiter von dir selbst. Ich weiß, das klingt ziemlich altklug. Ich hab es ja auch noch nicht ganz gerafft, das mit dem Selbstwertgefühl und so.
Aber ich bin dabei, es zu lernen. Wenn man sich selbst mag, mit all seinen Eigenheiten, dann wird das Leben viel einfacher. Der ganze Zwang, all der Scheiß fällt weg.“
Silke dachte eine Weile nach.

„Glaubst du, dass ich eine Essstörung habe?“, fragte sie Florian.
„Was glaubst du selbst denn?“
Silke zuckte mit den Schultern. Sie kannte die Antwort. Aber es war gar nicht so leicht, die Wahrheit auszusprechen.
Florian griff noch einmal nach Silkes Hand. Dabei schaute er sie an und lächelte.
Das war ein Lächeln, das Silke so schnell nicht vergessen würde. Es ging hier nicht um Anmache, um Aufreißen, um blöde Sprüche. Es ging um Zuhören und Füreinander-da-sein. So etwas hatte Silke bei einem Jungen noch nicht erlebt.
„Welche Therapien werden hier … also ich meine …?“, stotterte Silke und guckte dabei verlegen auf ihre Hände.
„Och, eine ganze Menge!“, sagte Florian, der wusste, was Silke wissen wollte.
„Da gibt es …“, er unterbrach sich.
„Ach was! Ich hab eine viel bessere Idee“, rief er voller Begeisterung. „Ich zeig dir einfach die Therapieräume. Okay?“
Florian stand auf und half Silke.
„Ich bin informiert! Dein Knöchel!“, lächelte er verschmitzt.

„Komm, hak dich unter! Mach dich aber nicht zu schwer!“, fügte er grinsend hinzu.
Silke boxte ihn spaßeshalber in den mageren Bauch. „Autsch!“, sagte sie kichernd. „Da besteht ja Verletzungsgefahr!“
„1:1“, lachte Florian.

9

Als Silke und Florian von ihrem Rundgang zurückkamen, trafen sie Dr. Grabow.
„Es hat einen Zwischenfall gegeben“, erklärte er. „Bitte entschuldige, Silke!“
„Kein Problem!“, sagte Silke, und Florian meinte: „Wir haben uns wunderbar die Zeit vertrieben!“
„Sehr schön!“, sagte Dr. Grabow. „Ah! Dass ich es nicht vergesse! Deine Eltern haben gerade angerufen. Sie möchten dich in einer Stunde abholen. Kann ich ihnen Bescheid geben, dass das okay ist?“
Silke nickte. Sie reichte dem Arzt die Hand: „Danke für alles, Dr. Grabow!“
„Nichts zu danken, Silke! Und – was meinst du? Kommst du mal vorbei?“, fragte er lächelnd.

„Ich denke schon“, sagte Silke.
Ein neuer Weg lag vor ihr. Dr. Grabow hatte ihn ihr gezeigt.
Und bei den ersten Schritten hatte ihr Florian geholfen. Vielleicht konnten sie ja zusammen weitergehen?

Weitere Titel aus der K.L.A.R.-Reihe

Kurze, einfache Texte zu aktuellen Themen – dafür stehen die Romane aus der K.L.A.R.-Reihe. Taschenbücher, die spannend und leicht verständlich sind, machen Lust aufs Lesen!

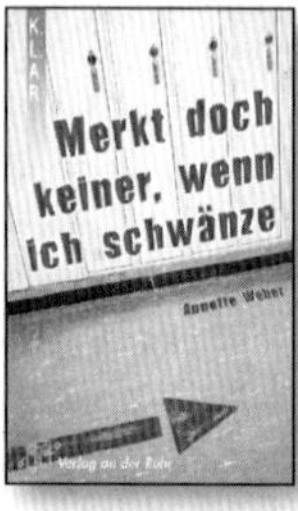

Merkt doch keiner, wenn ich schwänze.
Annette Weber
12–16 J., 97 S.,
12 x 19 cm, Paperback
ISBN 978-3-8346-0036-3
Best.-Nr. 60036
5,– € (D)/
5,15 € (A)/9,30 CHF

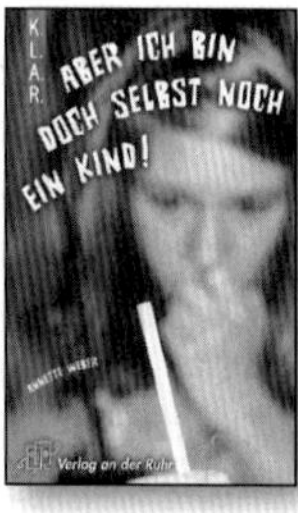

Aber ich bin doch selbst noch ein Kind!
Annette Weber
12–16 J., 97 S.,
12 x 19 cm, Paperback
ISBN 978-3-86072-977-9
Best.-Nr. 2977
5,– € (D)/
5,15 € (A)/9,30 CHF

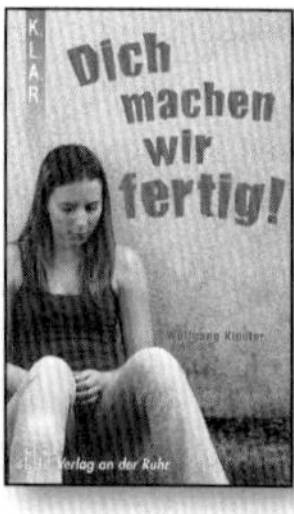

Dich machen wir fertig!
Wolfgang Kindler
12–16 J., 106 S.,
12 x 19 cm, Paperback
ISBN 978-3-8346-0286-2
Best.-Nr. 60286
5,– € (D)/
5,15 € (A)/9,30 CHF

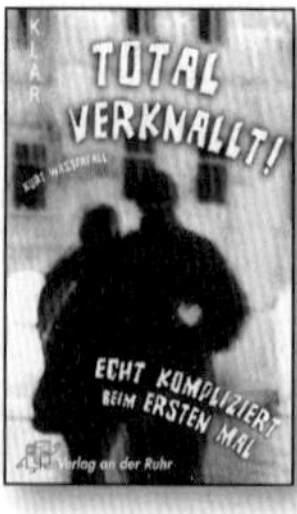

Total verknallt! Echt kompliziert beim ersten Mal
Kurt Wasserfall
12–16 J., 89 S.,
12 x 19 cm, Paperback
ISBN 978-3-86072-931-1
Best.-Nr. 2931
5,– € (D)/
5,15 € (A)/9,30 CHF

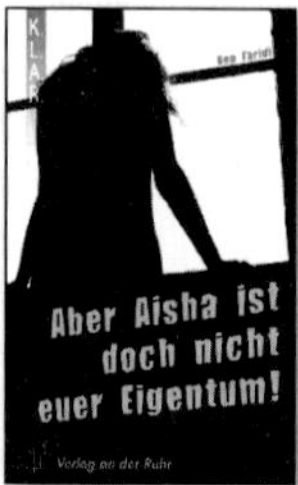

Aber Aisha ist doch nicht euer Eigentum!
Ben Faridi
12–16 J., 99 S.,
12 x 19 cm, Paperback
ISBN 978-3-8346-0055-4
Best.-Nr. 60055
5,– € (D)/
5,15 € (A)/9,30 CHF

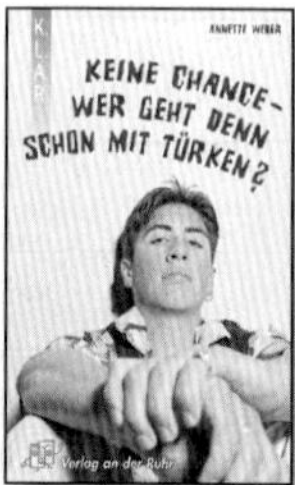

Keine Chance – Wer geht denn schon mit Türken?
Annette Weber
12–16 J., 87 S.,
12 x 19 cm, Paperback
ISBN 978-3-86072-919-9
Best.-Nr. 2919
5,– € (D)/
5,15 € (A)/9,30 CHF